Practical guideline for the management of
Mucopolysaccharidosis(MPS) type I 2020

ムコ多糖症（MPS）I型
診療ガイドライン 2020

編集
日本先天代謝異常学会

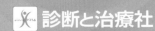

序文

　日本先天代謝異常学会編『ムコ多糖症(MPS)I型診療ガイドライン2020』をお届けいたします．本ガイドラインは，厚生労働省難治性疾患政策研究事業「ライソゾーム病(ファブリー病含む)に関する調査研究」班(研究代表者：衞藤義勝)が2019年に作成し，その後，日本先天代謝異常学会による審査，パブリックコメントの募集，修正，承認を経て出版に至りました．

　ムコ多糖症I型は，ライソゾーム酵素であるα-L-イズロニダーゼ(IDUA)の先天的な欠損により様々な全身症状を呈する常染色体劣性遺伝性疾患です．従来は重症型で知的障害を伴うハーラー症候群(MPS IH型)，軽症型で知的障害を伴わないシャイエ症候群(MPS IS型)，その中間型のハーラー・シャイエ症候群(MPS IH/S型)に分類されてきましたが，現在は重症型(ハーラー症候群)と軽症型に分類されています．特に，ハーラー症候群では，若年期に造血幹細胞移植を行うことにより，知的障害の予防が可能とされています．造血幹細胞移植により知的障害の予防が可能であることが明らかな，数少ないライソゾーム病の一つです．

　本ガイドラインでは，このようなムコ多糖症I型の様々な特徴を理解し，正しい診断と適切な治療法の選択ができるように配慮されています．多くの医療従事者が，本ガイドラインを活用することによって，ムコ多糖症I型患者とそのご家族の生活の質が向上することが期待されます．

　最後になりましたが，本ガイドラインの作成に多大なるご尽力をいただいた厚生労働省難治性疾患政策研究事業「ライソゾーム病(ファブリー病含む)に関する調査研究」班の研究代表者である衞藤義勝先生，同研究班のムコ多糖症I型診療ガイドライン作成委員長の小須賀基通先生ならびに執筆に携わられた同研究班の分担研究者，研究協力者の先生方に深謝いたします．また，日本先天代謝異常学会の診断基準・診療ガイドライン委員長の村山 圭先生，同副委員長の中村公俊先生，小林正久先生，野口篤子先生に感謝申し上げます．

2020年11月吉日

日本先天代謝異常学会
理事長 奥山虎之
(国立成育医療研究センター)

診療ガイドラインの刊行にあたって

　ムコ多糖症（mucopolysaccharidosis: MPS）I 型は，α-L- イズロニダーゼ（IDUA）の先天的欠損もしくは活性低下により，細胞内に未分解のデルマタン硫酸（DS）とヘパラン硫酸（HS）が過剰に蓄積し，複数の臓器が障害される先天代謝異常症です．

　厚生労働省難治性疾患等政策研究事業ライソゾーム病（ファブリー病を含む）に関する調査研究班（研究代表者 衞藤義勝）〔現 ライソゾーム病，ペルオキシソーム病（副腎白質ジストロフィーを含む）における良質かつ適切な医療の実現に向けた体制の構築とその実装に関する研究班（研究代表者 奥山虎之）〕では，ライソゾーム病 31 疾患，ALD，ペルオキシソーム病の診療ガイドライン作成事業の一貫として，平成 29 年度 4 月の班会議において小須賀基通先生（国立成育医療研究センター）をムコ多糖症 I 型診療ガイドライン作成委員会の委員長に指名し，本分野の専門家 17 名に作成委員，システマティックレビュー（SR）委員として加わっていただき，『Minds 診療ガイドライン作成マニュアル 2017』（以下，Minds）に示された手法に基づく，わが国初のムコ多糖症 I 型の診療ガイドラインである『ムコ多糖症 I 型診療ガイドライン 2019』（非売品．当研究班ホームページにて公開中）を約 2 年半の歳月をかけて作成しました．同ガイドラインの刊行目的は，科学的な根拠に基づき，系統的な手法により作成された推奨をもとに患者と医療者を支援し，臨床現場における意思決定の判断材料の 1 つとしてお役立ていただくことです．ムコ多糖症 I 型という疾患の性質上，Minds の手法に完全に則って診療ガイドラインを作成することは，文献数，症例数の少なさから評価，選定がむずかしいところもありましたが，可能なかぎり Minds の精神に沿うように努めました．

　今回，同ガイドラインは日本先天代謝異常学会による学会審査を経て，装いも新たに『ムコ多糖症（MPS）I 型診療ガイドライン 2020』として書店に並ぶことになりました．『ムコ多糖症（MPS）I 型診療ガイドライン 2019』から大幅な内容の変更はありませんが，より多くの先生方に本疾患について知っていただく機会が増えたことを大変嬉しく思います．

　最後に，本ガイドラインの作成を主導していただいた当研究班ムコ多糖症 I 型診療ガイドライン作成委員会の小須賀基通委員長，Minds の手法を絶えずご指導いただいた（公財）日本医療機能評価機構の森實敏夫先生，学会審査における過程でご尽力いただいた日本先天代謝異常学会の奥山虎之理事長，診断基準・診療ガイドライン委員会の村山 圭委員長，中村公俊副委員長，小林正久副委員長，野口篤子副委員長をはじめ，多くの皆様に感謝申し上げます．

　本ガイドラインが，難病診療に携わる難病指定医，さらには一般診療医の先生方，医療従事者の方々のお役に立つことを祈念いたします．

2020 年 11 月吉日

厚生労働省難治性疾患等政策研究事業
「ライソゾーム病（ファブリー病含む）に関する調査研究」
研究代表者　衞藤義勝
（東京慈恵会医科大学）

診療ガイドラインの編集にあたって

　ムコ多糖症（mucopolysaccharidosis: MPS）I 型は，ライソゾーム酵素の 1 つである α-L- イズロニダーゼ（IDUA）の先天的欠損もしくは活性低下により，細胞内に未分解のデルマタン硫酸（DS）とヘパラン硫酸（HS）が過剰に蓄積し，特異顔貌，精神運動発達遅滞，心弁膜症，関節拘縮，骨変形，肝脾腫など多彩な症状を呈する先天代謝異常症です．

　MPS I 型の根治的治療として，現在，酵素補充療法と造血幹細胞移植の 2 つがあります．MPS I 型の酵素製剤は，欧米では 2003 年に，わが国では 2006 年に承認され，酵素補充療法が実施されるようになってから，すでに 10 年以上が経過しています．また，MPS I 型に対する造血幹細胞移植は，欧米では 1980 年代から行われており，有効な治療法の 1 つとして確立しています．そのため，早期診断・早期治療による予後改善のために新生児スクリーニングが国内外の一部で実施されるようになっています．

　厚生労働省難治性疾患等政策研究事業「ライソゾーム病（ファブリー病含む）に関する調査研究」の研究事業の一つとして，『ムコ多糖症 I 型診療ガイドライン 2019』が作成されました．本ガイドラインは，酵素補充療法と造血幹細胞移植に関するクリニカルクエスチョンを設定し，科学的根拠に基づく医療（evidence-based medicine: EBM）に則った Minds の手法に準拠して作成され，全国の大学医学部などに無償配布されています．今回，MPS I 型の診療情報を専門医だけでなく，より多くの一般臨床医や医療従事者が広く共有できるように，日本先天代謝異常学会の審査を受けて，新たに『ムコ多糖症 I 型診療ガイドライン 2020』が上梓されました．本ガイドラインが，医療現場における診断，治療の一助となり，MPS I 型患者やご家族の方々の QOL 向上につながることを願ってやみません．

　最後に，本ガイドラインの作成にご指導いただいた森實敏夫先生，作成にご尽力にいただいたガイドライン作成委員会の先生方，ならび学会承認にご尽力いただいた日本先天代謝異常学会理事長 奥山虎之先生，診断基準・診療ガイドライン委員長 村山圭先生，その他本ガイドライン作成に関わってくださったすべての皆様に深謝いたします．

2020 年 11 月吉日

厚生労働省難治性疾患等政策研究事業
「ライソゾーム病（ファブリー病含む）に関する調査研究班」
ムコ多糖症（MPS）I 型診療ガイドライン作成委員会
委員長 小須賀基通
（国立成育医療研究センター）

診療ガイドラインの作成方法に関して

　本ガイドラインは，『Minds 診療ガイドライン作成マニュアル 2017』（以下，Minds）に準拠して作成を行った．エビデンスの収集・整理のために，ムコ多糖症（mucopolysaccharidosis: MPS）I 型の治療に焦点を当てて，9 つのクリニカルクエスチョン（clinical question: CQ）に対してシステマティックレビュー（systematic review: SR）を行い，推奨文の作成を行った．CQ は，臨床現場でのニーズに対応する重要臨床課題（key clinical issue）をガイドライン作成委員会で検討し，それをもとに設定した．推奨文の作成にあたっては，CQ のアウトカム毎に SR を行い，その結果に基づいて作成した．最終的な推奨の強さに関しては，ガイドライン作成委員の審議により決定した．

1　クリニカルクエスチョン（CQ）の決定
　CQ の構成要素として，PICO（P: patients, problem，I: interventions，C: controls, comparisons, comparators，O: outcome）を用いてリストアップを行った．
　それぞれのアウトカムに対して臨床的重要度を評価し，重要性の高いアウトカムに対して SR を行い推奨文の作成を行った．

2　文献検索
　各 CQ の担当委員がキーワードを作成し，情報検索専門家（東京慈恵会医科大学学術情報センター）に文献検索を依頼した．PubMed，医学中央雑誌を用いて検索し，ランダム化比較検討試験（randomized controlled trial: RCT），10 例以上の症例を対象としたコホート研究をエビデンスの対象とした．検索された論文については，論文要旨から一次スクリーニングを作成委員と SR 委員で行い，本文を精読して二次スクリーニングを行い，エビデンスの抽出を行った．

3　エビデンスの質の評価
　各エビデンスの質の評価に関しては，SR 委員が Minds のセミナーを受講し，2 名の SR 委員がそれぞれでバイアスリスク，非直接性の評価を行い，統合し，最終的な SR を作成した．RCT が多く抽出された際はメタアナリシスを行う予定であったが，メタアナリシスを行うだけの RCT 論文は存在しなかった．

4　エビデンスの決定（表 1）
　診療ガイドラインにおけるエビデンスの強さは，期待される治療効果を支持する重要な要素となる．診療ガイドライン作成のなかで，エビデンス総体の強さの決定は表 1 に準じて行った．

表 1　エビデンスの質の評価

A（強）	効果の推定値に強く確信がある
B（中）	効果の推定値に中程度の確信がある
C（弱）	効果の推定値に対する確信は限定的である
D（とても弱い）	効果の推定値がほとんど確信できない

RCT では初期評価を「A（強）」とし，評価を下げる要素の有無に応じて，エビデンスの強さを「A（強）」，「B（中）」，「C（弱）」，「D（とても弱い）」に分類した．観察研究の初期評価は「C（弱）」から開始し，同様にエビデンスの強さを決定した．

5 推奨文の作成（表 2）

推奨文は，エビデンスの質と利益と害のバランスを加味して検討した．推奨の強さの決定については，表 2 に準じて行った．

表2	推奨の強さ	
強い推奨	1	する or しないことを推奨する
弱い推奨	2	する or しないことを提案する
なし	なし	どちらともいえない

推奨の強さ（1，2，なし）とエビデンスの強さ（A，B，C，D）を併記すると以下のように記載される．
例）
　　1）患者に対して治療 A を行うことを推奨する（1A）＝（強い推奨，強い根拠に基づく）
　　2）患者に対して治療 B を行うことを提案する（2C）＝（弱い推奨，弱い根拠に基づく）

6 審　　議

各 CQ のエビデンスの強さ，推奨文の推奨の強さについては，作成委員が審議を行い検討した．CQ 毎にアウトカムの重要性，利益と害のバランスを評価し，最終決定とした．

7 診療ガイドラインの執筆

MPS I 型は稀少疾患であり，エビデンスが不十分あるいは存在しない CQ があった．そのような場合の推奨文の作成については，エキスパートオピニオンとして推奨文を作成した．

8 学会審査

診断基準・診療ガイドライン委員会を中心とする日本先天代謝異常学会内における審査は以下の流れで行った．
　　1）日本先天代謝異常学会事務局へ診断基準もしくはガイドライン案提出
　　2）診断基準・診療ガイドライン委員会で審議
　　3）修正意見，質問等をまとめ提出責任者へ修正依頼
　　4）委員会内で再審議
　　5）学会ホームページにてパブリックコメントを募集
　　6）委員長，副委員長の 4 名で合議承認
　　7）理事会審議，承認

作成組織

◎編　　集：日本先天代謝異常学会診断基準・診療ガイドライン委員会

委員長　　　村山　圭　　　千葉県こども病院代謝科

副委員長　　中村公俊　　　熊本大学大学院生命科学研究部小児科学講座

（五十音順）　　小林正久　　　東京慈恵会医科大学小児科

　　　　　　　　野口篤子　　　秋田大学大学院医学系研究科医学専攻機能展開医学系小児科学講座

◎監　　修：厚生労働省難治性疾患等政策研究事業

「ライソゾーム病（ファブリー病含む）に関する調査研究」班

研究代表者　　衛藤義勝　　　一般財団法人脳神経疾患研究所附属先端医療研究センター＆遺伝

　　　　　　　　　　　　　　　　病治療研究所／東京慈恵会医科大学名誉教授

◎編　　集：ムコ多糖症（MPS）I 型診療ガイドライン作成委員会

統括委員長　　石垣景子　　　東京女子医科大学小児科

（五十音順）　　福田冬季子　　浜松医科大学小児科

作成委員長　　小須賀基通　　国立成育医療研究センター遺伝診療科

作成副委員長　濱﨑考史　　　大阪市立大学医学部小児科

作成委員　　　今中常雄　　　広島国際大学薬学部

（五十音順）　　奥山虎之　　　国立成育医療研究センターライソゾーム病センター

　　　　　　　　加藤剛二　　　名古屋第一赤十字病院小児医療センター血液腫瘍科

　　　　　　　　　　　　　　　（現 かとう小児科・内科クリニック）

　　　　　　　　加藤俊一　　　東海大学医学部基盤診療学系先端医療科学

　　　　　　　　鈴木康之　　　岐阜大学医学教育開発研究センター

　　　　　　　　松田純子　　　川崎医科大学病態代謝学

　　　　　　　　矢部普正　　　東海大学医学部基盤診療学系先端医療科学

　　　　　　　　横山和明　　　帝京大学薬学部

システマティック・レビュー（SR）委員

（五十音順）　　衛藤　薫　　　東京女子医科大学小児科

　　　　　　　　大友孝信　　　川崎医科大学分子遺伝医学

　　　　　　　　角皆季樹　　　東京慈恵会医科大学小児科

　　　　　　　　冨田和慶　　　大阪市立大学医学部小児科

　　　　　　　　林　泰壽　　　浜松医科大学小児科

　　　　　　　　福井香織　　　久留米大学小児科

　　　　　　　　保科宙生　　　東京慈恵会医科大学小児科

　　　　　　　　右田王介　　　聖マリアンナ医科大学小児科

使用上の注意

　本ガイドラインは，臨床現場における医療者の診療のサポートとなることを目的として推奨を提供するものであり，本ガイドラインの推奨に必ず従うように強要するものではない．推奨文の中にはエキスパートオピニオンが含まれ，実際の医療現場での判断は，個々の患者，医療施設の状況に応じて決定するべきものと考えられる．

　本ガイドラインの推奨は，これらに従って診療すれば患者が必ず改善することを保証するものではない．治療効果は個々の患者の状況に応じて異なるものであり，本ガイドラインの推奨を参考にして臨床の現場において医療行為を行った結果に対して，本ガイドラインは責任を負うことはできない．

　加えて，本ガイドラインは医療裁判の証拠として利用されることを想定しておらず，あくまでも診療についての一般論的な推奨を提示している．したがって，医療事故が生じた場合に，本ガイドラインが示す推奨文に準拠しなかったという理由で「過失がある」と判断されることは不適切である．

　本ガイドラインは，臨床現場の一助となるべく作成されたものであり，個々の医療を縛るものではない．

対象となる患者

　本文中に示された方法で，MPS I 型と診断されたすべての患者が対象である．

利益相反

　中村公俊がサノフィ株式会社と利益相反状態にあるが，透明性と公平性の確保に努め，利益相反管理規定を順守し，所属施設の利益相反管理委員会へ手続きを行った．

　他，各委員に提示すべき利益相反はない．

ムコ多糖症(MPS)I 型診療ガイドライン 2020
CONTENTS

第 1 章　ムコ多糖症(MPS)I 型診療ガイドライン 2020

I　疾患概要に関するバックグラウンドクエスチョン(BQ)　2

II　治療に関するクリニカルクエスチョン(CQ)　11

第2章　システマティックレビュー(SR)ダイジェスト

第1章　ムコ多糖症(MPS)I型 診療ガイドライン 2020

BQ 1 　ムコ多糖症Ⅰ型の病因は？

要約
- グルコサミノグリカン(GAG)を段階的に分解する α-L- イズロニダーゼ(IDUA)の欠損により，分解途中の産物が異常に蓄積して複数の臓器が障害される．
- 本症で異常蓄積する GAG の種類は，デルマタン硫酸とヘパラン硫酸が特徴的である．

[解　説]

　グルコサミノグリカン(glycosaminoglycan: GAG)を段階的に分解するライソゾーム酵素の１つである α-L- イズロニダーゼ(IDUA)の欠損により，分解途中の産物が異常に蓄積して関節拘縮，骨変形，肝脾腫，特徴的な顔貌の変化をきたす[1]．臨床経過は，患者毎に進行の速度，程度が異なり，これは責任酵素の残存活性の程度と蓄積物質の量との関連性が推定されているが，蓄積物質の生体内での病因メカニズムについては不明な点が多い[2]．

　GAG は，アミノ糖(ガラクトサミン，グルコサミン)とウロン酸(グルクロン酸，イズロン酸)またはガラクトースが結合した二糖類が反復して直鎖状に結合した多糖類である．生体内ではコアタンパク質に多数結合し，プロテオグリカンの構成成分として存在している．生体内に広く分布し，骨，軟骨の基質としての役割，関節内の潤滑作用だけでなく，様々な生理活性作用を担っている．細胞レベルでは成長因子の結合に関与し，細胞内シグナル伝達を調整する．ムコ多糖症(mucopolysaccharidosis: MPS)Ⅰ型で異常蓄積する GAG の種類は，デルマタン硫酸(DS)とヘパラン硫酸(HS)が特徴的である．特に HS の異常蓄積は神経障害の成因となることが推測されている[3]．

　二次的に GM_2，GM_3 ガングリオシドの蓄積が神経障害に関与するとの報告もある[4]．その他のメカニズムとしては，ライソゾーム内での非分解産物の蓄積はオートファジーの機能へも影響を及ぼし，その結果，毒性タンパク質の蓄積や，異常ミトコンドリアの蓄積による機能異常が指摘されている．さらに，細胞死へ進むことで，炎症反応が惹起されるメカニズムも提唱されている[5]．

［文　　献］

1）Neufeld EF, *et al*: The mucopolysaccharidoses. In: Scriver CR, *et al*., eds. *The Metabolic and Molecular Bases of Inherited Disease*. 8th eds, 2001: 3421-3452.

2）Scott HS, *et al*: Molecular genetics of mucopolysaccharidosis type I: diagnostic, clinical, and biological implications. *Hum Mutat* 1995; **6**: 288-302.

3）Pan C, *et al*: Functional abnormalities of heparan sulfate in mucopolysaccharidosis-I are associated with defective biologic activity of FGF-2 on human multipotent progenitor cells. *Blood* 2005; **106**: 1956-1964.

4）Walkley SU: Pathogenic cascades in lysosomal disease - Why so complex? *J Inherit Metab Dis* 2009; **32**: 181-189. doi:10.1007/s10545-008-1040-5.

5）Archer LD, *et al*: Mucopolysaccharide diseases: A complex interplay between neuroinflammation, microglial activation and adaptive immunity. *J Inheri. Metab Dis* 2014; **37**: 1-12.

BQ 2　ムコ多糖症 I 型の発生頻度は？

要約
- 発生頻度は，国や地域，人種により異なることが明らかになっている．
- わが国では，診断症例からの推定では 300,000 〜 400,000 出生に 1 人と考えられる．

［解　説］

　診断症例からの後方視的な研究では，ムコ多糖症(mucopolysaccharidosis: MPS) I 型の発生頻度は世界的には 100,000 出生に 1 人と推定されている[1,2]．しかし，米国での新生児スクリーニングに基づく発生頻度は 7,000 〜 14,000 出生に 1 人と報告されており，診断症例からの推定と大きく異なっている[3,4]．また，発生頻度は，国や地域，人種により異なることが明らかになっており，わが国では，診断症例からの推定では 300,000 〜 400,000 出生に 1 人と考えられる[5]．台湾では 900,000 出生に 1 人との報告があり，アジア地域では発生頻度が低いと推測されている[6]．

［文　献］

1）Meikle PJ, *et al*: Prevalence of lysosomal storage disorders. *JAMA* 1999; **281**: 249-254.
2）Moore D, *et al*: The prevalence of and survival in Mucopolysaccharidosis I: Hurler, Hurler-Scheie and Scheie syndromes in the UK. *Orphanet J Rare Dis* 2008; **3**: 24.
3）Elliott S, *et al*: Pilot study of newborn screening for six lysosomal storage diseases using Tandem Mass Spectrometry, Mol. *Genet. Metab* 2016; **118**: 304-309.
4）Hopkins PV, *et al*: Lysosomal Storage Disorder Screening Implementation: Findings from the First Six Months of Full Population Pilot Testing in Missouri. *J Pediatr* 2015; **166**: 172-177.
5）折居忠夫 , 他 : 日本における MPS 患者数の内訳 . 井田博幸 , 他（編）, ムコ多糖症 UPDATE. イーエヌメディックス , 2011: 63.
6）Lin HY, *et al*: Incidence of the mucopolysaccharidoses in Taiwan, 1984-2004 *Am J Med Genet A* 2009; **149A**: 960-964. doi:10.1002/ajmg.a.32781.

BQ 3 　ムコ多糖症Ⅰ型の遺伝形式は？

要約

● 責任遺伝子である *IDUA* 遺伝子は第 4 番染色体短腕に局在し，常染色体潜性（劣性）遺伝形式をとる.

● わが国では，704ins5 が重症型の病原性バリアント，p. R89Q が軽症型の病原性バリアントとして報告されている.

[解　　説]

　ムコ多糖症（mucopolysaccharidosis: MPS）Ⅰ型の責任遺伝子である α-L- イズロニダーゼ（*IDUA*）遺伝子は第 4 番染色体短腕（4p16.3）に局在し，常染色体潜性（劣性）遺伝形式をとる[1].

　IDUA 遺伝子について，これまでに 200 種類以上の病原性バリアントが同定されている[2].　欧米では，高頻度に見られる病原性バリアントとして，p.W402*，p.Q70* が知られている[3].　遺伝子型から表現型を正確に予測することは困難であるが，両アレルともヌルアレル（null allele）の場合に重症型となる.　わが国では，704ins5 が重症型の病原性バリアントとして，p. R89Q が軽症型の病原性バリアントとして報告されている[4].

[文　　献]

1）Scott HS, *et al*: Structure and sequence of the human alpha-L-iduronidase gene. *Genomics* 1992; **13**: 1311-1313.

2）Poletto E, *et al*: Worldwide distribution of common IDUA pathogenic variants. *Clin Genet* 2018; **94**: 95-102.

3）Bunge S, *et al*: Mucopolysaccharidosis type I: identification of 8 novel mutations and determination of the frequency of the two common alpha-L-iduronidase mutations (W402X and Q70X) among European patients. *Hum Mol Genet* 1994; **3**: 861-866.

4）Yamagishi A, *et al*: Mucopolysaccharidosis type I: identification of common mutations that cause Hurler and Scheie syndromes in Japanese populations. *Hum. Mutat* 1996; **7**: 23-29.

BQ 4 ムコ多糖症 I 型の症状は？

要約
- 重症型(ハーラー症候群)と軽症型に大別されるが，臨床症状には多様性や連続性があり，個々の患者における病型の厳密な区分は困難である.
- 主に重症型でみられる症状として，特異顔貌，皮膚・腹部症状，骨・関節症状，中枢神経症状，耳鼻咽喉・呼吸器症状，心臓血管異常などがある.

[解　説]

　ムコ多糖症(mucopolysaccharidosis: MPS)I 型は，発症年齢，進行速度，重症度(中枢神経症状の有無)などに基づいて，ハーラー症候群(MPS IH 型)(重症型)，ハーラー・シャイエ症候群(MPS IH/S 型)(中間型)，シャイエ症候群(MPS IS 型)(軽症型)の 3 つに分類されてきた.

　現在では，早期に症状が顕在化し，中枢神経系を含めた進行性の多臓器障害を伴い，10 歳前後に死亡する重症型と，中枢神経系を含めた多臓器障害がない，もしくは軽度で進行が緩徐な軽症型に大別されているが，臨床症状には多様性や連続性があり，個々の患者における病型の厳密な区分は困難である[1,2]. 以下に，主に重症型でみられる症状を列記する.

1　特異顔貌

　粗な顔つきと称される特異な顔貌を呈する. 鞍鼻，分厚い口唇，巨舌および舌挺出，幅広く分厚い鼻翼，濃い眉毛，前頭部突出，舟状頭蓋などが特徴的である. 特異顔貌は加齢とともに著明になり，2 歳前後で明らかとなる.

2　皮膚・腹部症状

　新生児期には異所性で広範かつ濃染の蒙古斑がみられることが多い. 乳児期早期から肝脾腫，臍ヘルニア，鼠径ヘルニアがみられる.

3　骨・関節症状

　骨変形所見として，分厚い頭蓋冠，オール状肋骨，椎体の変形(楔状変形，下縁突出)，脊椎後弯，大腿骨頭の低形成，外反股，不整形の腸骨翼，長管骨骨端部の変形・低形成，指趾骨の弾丸状変形，中手骨近位端の狭細化などの多発性異骨症(dysostosis multiplex)とよばれる所見がみられる. また，手指，肘，肩，股，膝関節の拘縮，手根管症候群がみられる. 身長の伸びは 3 歳頃までは正常か過成長であるが，幼児期以降は鈍化する.

4　中枢神経症状

　重症型では 1 ～ 2 歳頃より言葉の遅れなどの精神発達遅滞が明らかになり，2 ～ 4 歳頃に発達のピークに達し，その後退行する. 水頭症を合併することがある.

軽症型では全く精神発達遅滞を認めないこともある．

5　眼症状

進行性の角膜混濁，緑内障による視神経圧迫や網膜変性がみられる．

6　耳鼻咽喉・呼吸器症状

慢性の鼻漏，反復性中耳炎，難聴を認める．扁桃・アデノイド肥大，巨舌，舌根沈下，気道・気管支狭窄により，呼吸障害，騒音性呼吸，睡眠時無呼吸を呈する．

7　心臓血管異常

心弁膜症（特に僧帽弁，大動脈弁の肥厚・狭窄）を呈する．冠動脈狭窄，急性心内膜線維弾性症，心筋症などもみられる．

［文　献］

1）Muenzer J, *et al*: Mucopolysaccharidosis I: management and treatment guidelines. *Pediatrics* 2009; **123**: 19-29.
2）Pastores GM, *et al*: The MPS I registry: design, methodology, and early findings of a global disease registry for monitoring patients with Mucopolysaccharidosis Type I. *Mol Genet Metab* 2007; **91**: 37-47.

BQ 5　ムコ多糖症Ⅰ型の診断は？

要約
- 尿中ムコ多糖定量・定性測定において，定量で定量値の上昇を認め，定性で分画の異常を認めた場合にムコ多糖症の可能性が示唆される．
- 確定診断には，白血球もしくは培養線維芽細胞での α-L- イズロニダーゼ(IDUA)活性低下，あるいは *IDUA* 遺伝子検査で両アレル上における病原性バリアントの存在を証明する必要がある．

[解　説]

　尿中ムコ多糖定量測定で定量値の上昇(過剰排泄)を認め，尿中ムコ多糖定性測定で分画の異常[デルマタン硫酸(DS)とヘパラン硫酸(HS)の比率増加]を認めた場合にムコ多糖症(mucopolysaccharidosis: MPS)の可能性が示唆される．

　しかし，これらの異常所見は MPS Ⅰ型にのみ認められる特異的所見ではないため，確定診断には白血球もしくは培養線維芽細胞での α-L- イズロニダーゼ(IDUA)活性低下の証明，あるいは *IDUA* 遺伝子検査で両アレル上における病原性バリアントの存在を証明することが必要である[1]．

　酵素活性が低値であるにもかかわらず，MPS Ⅰ型の症状を呈さない pseudodeficiency とよばれる集団がみられるが，これらの集団は *IDUA* 遺伝子のある特定のバリアントのホモ接合体，もしくは病原性バリアントとの複合ヘテロ接合体であることがわかっており，pseudodeficiency の除外診断においても *IDUA* 遺伝子検査が有用である[2,3]．

[文　献]

1) Muenzer J, *et al*: Mucopolysaccharidosis I: management and treatment guidelines. *Pediatrics* 2009; **123**: 19-29.
2) Clarke LA, *et al*: Mucopolysaccharidosis type I Newborn screening: best practices for diagnosis and management. *J Pediatr* 2017; **182**: 363-370.
3) Pollard L, *et al*: Diagnostic follow-up of 47 infants with a positive newborn screen for Hurler syndrome: identification of four recurrent IDUA sequence changes that significantly reduce enzyme activity. In: APHL meeting, Anaheim, CA. Proceedings of the 2014 APHl newborn screening and genetic testing symposium, Anaheim, CA, October 27-30, 2014.

BQ 6　ムコ多糖症I型の治療法は？

要約

● 個々の症状に対する対症療法と，病因に対する治療法である造血幹細胞移植と酵素補充療法に分けられる.

● 酵素補充療法は，酵素製剤を点滴静注することにより欠損酵素を補充する治療法である.

● 造血幹細胞移植は，生着後のドナー細胞からの永続的な酵素供給が可能であるが，適切なドナー確保が困難な場合や移植片対宿主病のリスクがある.

［解　　説］

　ムコ多糖症（mucopolysaccharidosis: MPS）I型の治療法は，個々の症状に対する対症療法と，病因に対する治療法である造血幹細胞移植と酵素補充療法に分けられる[1-3]. 造血幹細胞移植と酵素補充療法の治療選択については **CQ 1** を参照のこと.

1　対症療法

　慢性中耳炎や難聴には，鼓膜チューブ挿入や補聴器の使用が有効である. 重度の上気道閉塞による睡眠時無呼吸発作に対しては扁桃・アデノイド切除を行い，症状の改善がみられない場合は経鼻的持続陽圧呼吸療法（continuous positive airway pressure: CPAP）が適応となる. 心弁膜症に対しては薬物療法が行われ，重症例については弁置換術などの手術療法が行われる. また，抜歯の際には感染性心内膜炎の予防が重要である. 鼠径・臍ヘルニアには外科的根治術，脊椎形成不全や変形による脊髄圧迫症状，重度の股・膝関節変形や手根管症候群には整形外科的手術が必要となる. 進行した角膜混濁に対する角膜移植や水頭症に対する脳室腹腔シャントも必要に応じて行われる.

2　酵素補充療法

　遺伝子組換え技術により作製されたライソゾーム酵素を点滴静注により投与することで，欠損している酵素を補充する治療法を酵素補充療法という. 現在わが国では MPS I型に対する酵素製剤としてラロニダーゼ（遺伝子組換え）（アウドラザイム®）が承認されている. 酵素補充療法は，酵素製剤を患者体重に合わせて用法通りに希釈し，1〜4時間かけて毎週1回点滴静注する. 酵素補充療法の施行時に発熱，蕁麻疹，喘鳴などの投与時関連反応を認めることや，酵素に対する抗体産生により効果が消失することがある.

3　造血幹細胞移植

　造血幹細胞移植では，生着後のドナー細胞からの永続的な酵素供給が可能であるため，酵素補充療法のような定期的かつ頻回の投与を必要せず，より優れた治

療効果を期待できる．しかしながら，適切なドナー確保が困難な場合があり，適切なタイミングで移植するための早期診断ができないことや，頻度は少ないが生着不全・移植片対宿主病(graft versus host disease: GVHD)などの重篤な副作用が起こる可能性がある．

［文　　献］

1）Giugliani R, *et al*: Mucopolysaccharidosis I, II, and VI: Brief review and guidelines for treatment. *Genet Mol Biol* 2010; **33**: 589-604.
2）Martins AM, *et al*: Guidelines for the management of mucopolysaccharidosis type I. *J Pediatr* 2009; **155**(4 suppl): 32-46.
3）Muenzer J, *et al*: International Consensus Panel on Management and Treatment of Mucopolysaccharidosis I. Mucopolysaccharidosis I: management and treatment guidelines. *Pediatrics* 2009; **123**: 19-29.

II 治療に関するクリニカル クエスチョン(CQ)

CQ 1　酵素補充療法と造血幹細胞移植の治療法の選択基準は？

推奨

　適切なドナーが得られた若年の重症型患者には，造血幹細胞移植が推奨される．それ以外の場合は，酵素補充療法を第一選択とする．適切なドナーが得られない若年の重症型患者，造血幹細胞移植までの準備期間，造血幹細胞移植後でも生着不全などにより治療効果が十分でない場合も酵素補充療法が選択される．

[エビデンスの強さ：D，推奨の強さ：なし]

[解　　説]

・ムコ多糖症(mucopolysaccharidosis: MPS)I 型患者に対する酵素補充療法と造血幹細胞移植の治療法の選択基準に関する直接的エビデンスはない．しかし，若年の重症型患者への造血幹細胞移植が成長発達に良好な効果を示す弱いエビデンスがあり，近年の移植成功率の向上，医療経済上の便益を考慮すると，条件が整った患者に対しては造血幹細胞移植が選択される．それ以外の場合は，酵素補充療法が選択される．

・適切なドナーとは，非保因者で，ヒト白血球抗原(human leukocyte antigen: HLA)が 5/6 以上マッチした臍帯血，または 10/10 マッチした非血縁者骨髄血との報告がある．ドナーが血縁者でかつ発端者の *IDUA* 遺伝子の病原性バリアントが同定されている場合，遺伝子検査でドナーが非保因者であることを確認することが望ましい．

・16 か月未満で造血幹細胞移植が実施された場合，神経学的発達，脊髄圧迫，心弁膜症などで有意に良好な経過をたどることから，若年の重症型患者に対して造血幹細胞移植を選択するのは望ましいと考えられる．また神経学的発達については，改善の程度は移植時年齢と IQ に相関しており，移植時年齢 24 か月未満かつ IQ 70 以上の患者で良好な改善が認められたと報告されている．

・移植細胞ソースとしては臍帯血が生着率と迅速性の点において優れているとの報告がある．

[参考文献]

　1）Aldenhoven M, *et al*: Long-term outcome of Hurler syndrome patients after hematopoietic cell transplantation: an international multicenter study. *Blood* 2015; **125**: 2164-2172.

2）Mallhi KK, *et al*: Allele-Level HLA Matching Impacts Key Outcomes Following Umbilical Cord Blood Transplantation for Inherited Metabolic Disorders.Biol. *Blood Marrow Transplant* 2017; **23**: 119-125.

3）Orchard PJ, *et al*: Pre-transplant risk factors affecting outcome in Hurler syndrome. *Bone Marrow Transplant* 2010; **45**: 1239-1246.

4）Boelens JJ, *et al*: Risk factor analysis of outcomes after unrelated cord blood transplantation in patients with hurler syndrome. *Biol Blood Marrow Transplant* 2009; **15**: 618-625.

5）Boelens JJ, *et al*: Outcomes of hematopoietic stem cell transplantation for Hurler's syndrome in Europe: a risk factor analysis for graft failure. *Bone Marrow Transplant* 2007; **40**: 225-233.

6）Staba SL, *et al*: Cord-blood transplants from unrelated donors in patients with Hurler's syndrome. *N Engl J Med* 2004; **350**: 1960-1969.

CQ 2　酵素補充療法は生命予後を改善するか？

推奨

　酵素補充療法は心肺機能の向上を通じて生命予後を改善する可能性がある．
［エビデンスの強さ：C，推奨の強さ：2］

[解　説]

　酵素補充療法が生命予後を改善したという直接的エビデンスは存在しない．しかし，酵素補充療法のランダム化比較試験で心肺機能の向上が示されていること[1]，多様な臓器・組織に対して酵素補充療法が効果を示す弱いエビデンスが存在することから，間接的に生命予後の改善に貢献している可能性がある（CQ 3 参照）．

[文　献]

1）Wraith JE, *et al*: Enzyme replacement therapy for mucopolysaccharidosis I: a randomized, double-blinded, placebo-controlled, multinational study of recombinant human alpha-L-iduronidase (laronidase). *J Pediatr* 2004; **144**: 581-588.

| **CQ 3** | 酵素補充療法は身体症状(歩行，呼吸機能，骨・関節症状，心機能・弁膜症等)を改善するか？ |

推奨

　酵素補充療法は歩行障害，肺機能障害の進行を抑制する.

［エビデンスの強さ：A，推奨の強さ：1］

付帯事項：酵素補充療法は心機能，関節制限を改善させる可能性がある.

［解　　説］

　酵素補充療法の歩行機能，肺機能に対する有効性については，国際共同ランダム化二重盲検プラセボ対照試験(randomized double-blinded, placebo-controlled, multinational study)により明らかにされている. この試験の結果は，Wraith ら[1]により 2004 年に発表された. ムコ多糖症(mucopolysaccharidosis: MPS)I 型と診断された 45 例に対して酵素製剤ラロニダーゼ(遺伝子組換え)(アウドラザイム®)を毎週 100 U/Kg(0.58 mg/kg)投与した. 観察期間は 26 週である. 評価項目は 6 分間歩行距離(6-minute walk test: 6MWT)と努力性肺活量(forced vital capacity: FVC)である. ラロニダーゼ投与群は 22 例，プラセボ投与群は 23 例であった. ラロニダーゼ投与群ではプラセボ投与群に比べて，FVC で 5.6 ％ の改善(中央値 3.0，$P = 0.009$)，6MWT で 38.1 m(中央値 38.5，$P = 0.066$，$P = 0.039$，共分散分析)の増加が認められた. ラロニダーゼの歩行機能と肺機能に対する有効性を示すエビデンスレベルの強い研究は上記のみであるが，その延長試験[2]を含めたその他の非盲検試験[3-12]は上記の結果を支持している.

　以上の結果から，MPS I 型と診断された患者の歩行機能，肺機能の進行を予防する目的におけるラロニダーゼの投与については，これを強く推奨する.

　いずれも観察研究であるが，心機能への有効性の評価では，52 週の酵素補充療法により対象すべての MPSI 患者(10 例)において，ニューヨーク心臓協会(NYHA)心機能分類が 1 から 2 度改善したという報告がある[3].

　弁膜症への有効性の評価では，軽症型 MPS I 患者 34 人における最大で 10 年間の酵素補充療法の観察期間において，僧帽弁疾患が 22 人(65 ％)で変化なく，11 人(32 ％)で悪化し，大動脈弁疾患が 22 人(65 ％)で変化なく，10 人(29 ％)で悪化したという報告がある[11].

　関節症状に対する有効性は，52 週の酵素補充療法により，肩の屈曲制限，肘および膝の伸展制限は全症例(肩：6 例、肘・膝：10 例)で改善したという報告がある[3].

　骨症状に対する有効性の報告はない.

［文　　献］

1）Wraith JE, *et al*: Enzyme replacement therapy for mucopolysaccharidosis I: a randomized, double-blinded, placebo-controlled, multinational study of recombinant human alpha-L-iduronidase (laronidase). *J Pediatr* 2004; **144**: 581-588.

2）Sifuentes M, *et al*: A follow-up study of MPS I patients treated with laronidase enzyme replacement therapy for 6 years. *Mol Genet Metab* 2007; **90**: 171-180.

3）Kakkis ED, *et al*: Enzyme-replacement therapy in mucopolysaccharidosis I. *N Engl J Med* 2001; **344**: 182-188.

4）Wraith JE, *et al*: Enzyme replacement therapy in patients who have mucopolysaccharidosis I and are younger than 5 years: results of a multinational study of recombinant human alpha-L-iduronidase (laronidase). *Pediatrics* 2007; **120**: e37-46.

5）D'Aco K, *et al*: Diagnosis and treatment trends in mucopolysaccharidosis I: findings from the MPS I Registry. *Eur J Pediatr* 2012; **171**: 911-919.

6）de Ru MH, *et al*: Enzyme replacement therapy and/or hematopoietic stem cell transplantation at diagnosis in patients with mucopolysaccharidosis type I: results of a European consensus procedure. *Orphanet J Rare Dis* 2011; **6**: 55.

7）Lin SP, *et al*: Characterization of pulmonary function impairments in patients with mucopolysaccharidoses--changes with age and treatment. *Pediatr Pulmonol* 2014; **49**: 277-284.

8）Jurecka A, *et al*: Enzyme replacement therapy in an attenuated case of mucopolysaccharidosis type I (Scheie syndrome): a 6.5-year detailed follow-up. *Pediatr Neurol* 2012; **47**: 461-465.

9）Dornelles AD, *et al*: Enzyme replacement therapy for Mucopolysaccharidosis Type I among patients followed within the MPS Brazil Network.*Genet Mol Biol* 2014; **37**: 23-29.

10）Al-Sannaa NA, *et al*: Early treatment with laronidase improves clinical outcomes in patients with attenuated MPS I: a retrospective case series analysis of nine sibships. *Orphanet J Rare Dis* 2015; **10**: 131.

11）Laraway S, *et al*: Outcomes of Long-Term Treatment with Laronidase in Patients with Mucopolysaccharidosis Type I. *J Pediatr* 2016; **178**: 219-226.

12）Andrade MFA, *et al*: Left ventricular assessment in patients with mucopolysaccharidosis using conventional echocardiography and myocardial deformation by two-dimensional speckle-tracking method. *J Pediatr* (Rio J). 2018. pii: S0021-7557(17)31009-4.

CQ 4　酵素補充療法は成長を改善するか？

推奨

酵素補充療法は成長(身長の伸び)を改善する可能性がある.
[エビデンスの強さ：B，推奨の強さ：1]

[解　説]

　ムコ多糖症(mucopolysaccharidosis: MPS)I 型では，結合組織へのムコ多糖の蓄積により，生後まもなくから骨病変が進行し，幼児期には X 線写真で多発性異骨症(dysostosis multiplex)の所見が認められるようになる.成長に関しては，2 ～ 3 歳までは過成長の傾向を示すが，その後急速に成長率が鈍化する.科学的根拠は乏しいが，以下に述べる複数の同胞例の比較検討から推測して，蓄積物質による不可逆的骨病変が生じる前の乳児期早期に酵素補充療法を開始すれば，ある程度の身長の伸びは期待できると考えられる.一方で，思春期以降の酵素補充療法の開始では，骨病変の進行抑制は困難で，身長の伸びはあまり期待できないと考えられる.

　Sifuentes ら[1]は，酵素補充療法を 6 年間受けた軽症型 MPS I 型患者 5 例(MPS IH/S 型 4 例，MPS IS 型 1 例)の身長，体重を無治療例と比較し，酵素補充療法が思春期前に開始された患者では，思春期後に開始された患者に比べ，身長の伸び率および体重の増加率が改善あるいは維持されたとしている.

　Wraith ら[2]は，5 歳未満の MPS I 型患者 20 例(MPS IH 型 16 例，MPS IH/S 型 4 例)に対して前向き非盲検多施設共同試験を行い，酵素補充療法群(52 週間投与)では，7 例(MPS IH 型 4 例，MPS IH/S 型 3 例)において無治療例に比べ，年齢別の身長 Z スコアが改善あるいは維持されたとしている.

　Clarke ら[3]は，二重盲検プラセボ対照試験を行った軽症型 MPS I 型患者 45 例(MPS IH/S 型 38 例，MPS IS 型 7 例)を 3.5 年間追跡調査し，酵素補充療法開始前には約 2/3 の患者で － 2 SD 以下の低身長を認めたのに対し，酵素補充療法開始後では小児科年齢において成長率の正常化あるいは改善を認めたとしている.

　Dornelles ら[4]は，MPS I 型患者 24 例(MPS IH 型，MPS IH/S 型，MPS IS 型)を対象に多施設共同コホート研究を行い，平均 2.5 年間の酵素補充療法では，身長，体重の有意な改善は認められなかったとしている.

　Al-Sannaa ら[5]は，9 組の同胞からなる軽症型 MPS I 型患者 20 例(MPS IH/S 型)を対象に後ろ向き多施設共同症例検討を行い，1 歳未満で酵素補充療法を開始した患者の同胞間比較では，年齢別の身長 Z スコアが改善したとしている.

　Gabrielli ら[6]は，酵素補充療法を 12 年間行った軽症型 MPS I 型患者(MPS IH/S 型)の同胞例(姉弟)の比較解析で，生後 5 か月の早期から治療を開始した弟では，5 歳から酵素補充療法を開始した姉に比べ，骨病変の改善，身長の伸び率の改善を認め，12 歳時点で正常身長だったとしている.

　Laraway ら[7]は，平均 6.1 年間酵素補充療法を行った軽症型 MPS I 型患者 35 例

（MPS IH/S 型，MPS IS 型）の後ろ向き症例検討を行い，全体としては年齢別の身長 Z スコアの統計学的に有意な改善は認められなかったが，10 歳未満での酵素補充療法開始群では 10 歳以上での開始群に比べて年齢別の身長 Z スコアが改善したとしている．

［文　　献］

1）Sifuentes M, *et al*: A follow-up study of MPS I patients treated with laronidase enzyme replacement therapy for 6 years. *Mol Genet Metab* 2007; **90**: 171-180.
2）Wraith JE, *et al*: Enzyme replacement therapy in patients who have mucopolysaccharidosis I and are younger than 5 years: results of a multinational study of recombinant human alpha-L-iduronidase (laronidase). *Pediatrics* 2007; **120**: e37-46.
3）Clarke LA, *et al*: Long-term efficacy and safety of laronidase in the treatment of mucopolysaccharidosis I. *Pediatrics* 2009; **123**: 229-240.
4）Dornelles AD, *et al*: Enzyme replacement therapy for Mucopolysaccharidosis Type I among patients followed within the MPS Brazil Network.*Genet Mol Biol* 2014; **37**: 23-29.
5）Al-Sannaa NA, *et al*: Early treatment with laronidase improves clinical outcomes in patients with attenuated MPS I: a retrospective case series analysis of nine sibships. *Orphanet J Rare Dis* 2015; **10**: 131.
6）Gabrielli O, *et al*: 12 year follow up of enzyme-replacement therapy in two siblings with attenuated mucopolysaccharidosis I: the important role of early treatment. *BMC Med Genet* 2016; **17**: 19.
7）Laraway S, *et al*: Outcomes of Long-Term Treatment with Laronidase in Patients with Mucopolysaccharidosis Type I. *J Pediatr* 2016; **178**: 219-226.

CQ 5　酵素補充療法は中枢神経症状を改善するか？

推奨

酵素補充療法では中枢神経症状の改善を期待できない.

［エビデンスの強さ：C，推奨の強さ：1］

[解　説]

　ムコ多糖症(mucopolysaccharidosis: MPS)I 型の重症型(MPS IH 型)では，認知機能低下を主とする中枢神経症状が必発である．酵素製剤ラロニダーゼ(遺伝子組換え)(アウドラザイム®)が血液脳関門を通過することは困難と考えられることから，経静脈投与による酵素補充療法は中枢神経症状を改善しない可能性が高い[1,2]．一方で，科学的根拠は乏しいが，以下に述べるような複数の同胞例の比較検討で，酵素補充療法の早期開始により認知機能および運動機能低下の発現阻止，進行防止を認めたとの報告がある[3-5]．脳室内あるいは髄腔内投与による酵素補充療法も試みられており[6]，今後の効果に関する報告が待たれる．現時点では，MPS IH 型に対する中枢神経症状の改善には，移植年齢が低い時期での造血幹細胞移植が推奨される(CQ 9 参照).

　Dornelles ら[1]は，MPS I 型患者 24 例(MPS IH 型，MPS IH/S 型，MPS IS 型)を対象に多施設共同コホート研究を行い，2.5 年間の酵素補充療法では言語および運動発達の有意な改善は認められなかったとしている.

　Sifuentes ら[2]は，酵素補充療法を 6 年間受けた軽症型 MPS I 型患者 5 例(MPS IH/S 型 4 例，MPS IS 型 1 例)の神経学的所見を比較し，有意な改善は認められなかったとしている．一方で，個別には，頭痛の程度の改善を認めた症例や，頭部MRI で白質病変の進行停止を認めた症例があったとしている.

　Wraith ら[3]は，5 歳未満の MPS I 型患者 20 例(MPS IH 型 16 例，MPS IH/S 型 4例)に対して前向き非盲検多施設共同試験を行い，酵素補充療法群(52 週間投与)では，非酵素補充療法群に比べ，精神運動発達が維持され，遅滞が軽減される傾向にあったとしている.

　AI-Sannaa ら[4]は，9 組の同胞からなる軽症型 MPS I 型患者 20 例(MPS IH/S 型)に対して後ろ向き多施設共同症例検討を行い，1 歳未満で酵素補充療法を開始した患者の同胞間比較で，認知機能および運動機能低下の発現阻止，進行防止を認めたとしている.

　Gabrielli ら[5]は，酵素補充療法を 12 年間行った軽症型 MPS I 型(MPS IH/S 型)の同胞(姉弟)の比較解析で，5 歳から酵素補充療法を開始した姉の知能指数(IQ)が 80(17 歳時)であったのに対し，生後 5 か月の早期から治療を開始した弟ではIQ 116 であり，早期治療により中枢神経症状の改善効果が期待できる可能性を示唆している.

［文　献］

1）Dornelles AD, *et al*: Enzyme replacement therapy for Mucopolysaccharidosis Type I among patients followed within the MPS Brazil Network. *Genet Mol Biol* 2014; **37**: 23-29.

2）Sifuentes M, *et al*: A follow up study of MPS I patients treated with laronidase enzyme replacement therapy for 6 years. *Mol Genet Metab* 2007; **90**: 171-180.

3）Wraith JE, *et al*: Enzyme replacement therapy in patients who have mucopolysaccharidosis I and are younger than 5 years: results of a multinational study of recombinant human alpha-L-iduronidase (laronidase). *Pediatrics* 2007; **120**: e37-46.

4）Al-Sannaa NA, *et al*: Early treatment with laronidase improves clinical outcomes in patients with attenuated MPS I: a retrospective case series analysis of nine sibships. *Orphanet J Rare Dis* 2015; **10**: 131.

5）Gabrielli O, *et al*: 12 year follow up of enzyme-replacement therapy in two siblings with attenuated mucopolysaccharidosis I: the important role of early treatment. *BMC Med Genet* 2016; **17**: 19.

6）Nestrasil I, *et al*: Intrathecal enzyme replacement therapy reverses cognitive decline in mucopolysaccharidosis type I. *Am J Med Genet A* 2017; **173**: 780-783.

CQ 6 　造血幹細胞移植は生命予後を改善するか？

推奨

造血幹細胞移植は生命予後を改善し，長期生存を期待できる．
[エビデンスの強さ：A，推奨の強さ：1]

[解　説]

Neufeld[1]の成書などにおいて，無治療の重症型ムコ多糖症(mucopolysaccharidosis: MPS)I 型(MPS IH 型)患者の大多数が生後 10 年までに死亡することが記載されている．造血幹細胞移植が実施されるようになった 1980 年代以降の移植例と非移植例を比較した報告は 1 編のみで，Moore ら[2]は英国ムコ多糖症協会に 1981 〜 2005 年の期間に登録された MPS IS 型患者 143 例の生命予後を比較した．68 例が年齢中央値 1.33 歳で骨髄移植を受け，移植後 1 年生存率は 68 ％であったが，その後はほぼプラトーとなり，移植後 10 年生存率は 64 ％であった．骨髄移植 68 例と非移植 75 例の生下時からの生存率を比較したところ(図 1)，非移植例のほとんどが 10 歳までに死亡していたのに対し，移植例の 10 歳時の生存率は 50 ％を超えていた．

造血幹細胞移植を 10 例以上施行した報告のうち，生命予後を具体的に記載している 16 編を表 1[3-18]に時代順に示したが，いずれの報告においても半数以上が長期生存している．

移植時年齢が 24 か月未満かつ知能指数(IQ)／発達指数(DQ)が 70 以上の患者において良好な生存率と治療効果が得られることが示され[7]，さらにヒト白血球抗原(human leukocyte antigen: HLA)の適合度，移植細胞ソースなどが移植関連合併症の発生率低下につながり，HLA 一致同胞間骨髄移植や非血縁者間臍帯血移植が推奨されるようになった[9,11,14]．また，下気道感染症を合併した例では移植後早期死亡が多く[13]，移植前から酵素補充療法を開始することで移植成績の向上が期待されている[10,18,19]．

欧米で行われた MPS IS 型患者 258 例に対する造血幹細胞移植の成績をまとめた国際共同調査報告[14]の要点を以下に記載する．

・移植時年齢中央値は 16.7 か月で，観察期間中央値は 57 か月であった．
・移植後 5 年生存率(OS)は 74 ％，ドナー細胞生着生存率(EFS)は 63 ％であった．
・移植細胞ソース・ドナー別の EFS は HLA 一致同胞と HLA 一致臍帯血移植が 81 ％，HLA 一致非血縁者間骨髄移植が 66 ％で，HLA 不一致非血縁者間臍帯血移植が 57 ％，HLA 不一致非血縁者間骨髄移植が 41 ％であった．
・移植後の完全ドナーキメリズムと正常酵素活性の比率は臍帯血移植で他の移植よりも高かった．

なお，わが国でも MPS I 型患者 23 例において造血幹細胞移植が行われ，77 ％の OS と 57 ％の EFS が得られている[17]．

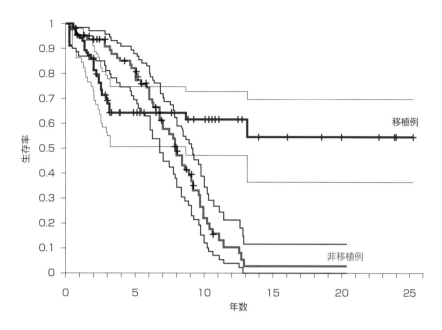

図1 移植例と非移植例の生存率

表1 MPS I 型（MPS IS 型）患者における造血幹細胞移植の成績

文献	症例数	移植種別	生存率	備考
3	11	HLA 一致同胞間 BMT	生存：82%，生着生存：82%	単一施設
4	38	RBMT，UBMT	生存：55%，生着生存：34%	英2施設
5	40	UBMT	OS2：49%	米14施設
6	11	不適合 RBMT	OS5：64%	単一施設
7	54	RBMT	OS5：64%，EFS5：53%	米13施設
8	27	RBMT，UBMT	OS3：85%	単一施設
9	20	UCBT	OS2：85%，EFS2：85%	単一施設
10	22	ERT → HSCT（各種）	EFS：86%	欧州8施設
11	146	R&UBM/PBSC/CBT	生存：81%，生着生存：76%	全欧州
12	12	CD34/UBMT，MSD	生存：12/12，生着生存：12/12	単一施設
13	74	R&UBM/PBSC/CBT	OS5：53%	単一施設
14	25	HSCT（各種）	OS5：83%	豪州2国
15	258	HSCT（各種）	OS5：74%，EFS5：63%	国際登録
16	62	HSCT（各種）	OS5：95%，EFS5：90%	欧2施設
17	23	RBMT/UBMT/UCBT	OS10：77%，EFS10：57%	日本全国
18	81	ERT → HSCT（各種）	生存：71/81，生着生存：66/81	英2施設

BMT：骨髄移植，PBSCT：末梢血幹細胞移植，CBT：臍帯血移植，HSCT：造血幹細胞移植，MSD：HLA 一致同胞，R：血縁者間，U：非血縁者間，RIST：骨髄非破壊的移植，ERT：酵素補充療法．「生存」，「生着生存」とあるのは生存の単純比率を示し，「OS」，「EFS」とあるのは Kaplan-Meier 法による生存率を示す．OS，EFS の後ろの「2」，「5」などの数字は移植後の年数を意味する．

［文　　献］

1) Neufeld EF, *et al*: The mucopolysaccharidoses. In: Scriver CR, *et al*., eds. *The Metabolic and Molecular Bases of Inherited Disease*. 8th eds, 2001: 3421-3452.

2) Moore D, *et al*: The prevalence of and survival in Mucopolysaccharidosis I: Hurler, Hurler-Scheie and Scheie syndromes in the UK. *Orphanet J Rare Dis* 2008; **3**: 24.

3) Whitley CB, *et al*: Long-term outcome of Hurler syndrome following bone marrow transplantation. *Am J Med Genet* 1993; **46**: 209-218.

4) Vellodi A, *et al*: Bone marrow transplantation for mucopolysaccharidosis type I: experience of two British centres. *Arch Dis Child* 1997; **76**: 92-99.

5) Peters C, *et al*: Outcome of unrelated donor bone marrow transplantation in 40 children with Hurler syndrome. *Blood* 1996; **87**: 4894-4902.

6) Fleming DR, *et al*: The use of partially HLA-mismatched donors for allogeneic transplantation in patients with mucopolysaccharidosis-I. *Pediatr Transplant* 1998; **2**: 299-304.

7) Peters C, *et al*: Hurler syndrome: II. Outcome of HLA-genotypically identical sibling and HLA-haploidentical related donor bone marrow transplantation in fifty-four children. The Storage Disease Collaborative Study Group. *Blood* 1998; **91**: 2601-2608.

8) Souillet G, *et al*: Outcome of 27 patients with Hurler's syndrome transplanted from either related or unrelated haematopoietic stem cell sources. *Bone Marrow Transplant* 2003; **31**: 1105-1117.

9) Staba SL, *et al*: Cord-blood transplants from unrelated donors in patients with Hurler's syndrome. *N Engl J Med* 2004; **350**: 1960-1969.

10) Cox-Brinkman J, *et al*: Haematopoietic cell transplantation (HCT) in combination with enzyme replacement therapy (ERT) in patients with Hurler syndrome. *Bone Marrow Transplant* 2006; **38**: 17-21.

11) Boelens JJ, *et al*: Outcomes of hematopoietic stem cell transplantation for Hurler's syndrome in Europe: a risk factor analysis for graft failure. *Bone Marrow Transplant* 2007; **40**: 225-233.

12) Sauer M, *et al*: Allogeneic blood SCT for children with Hurler's syndrome: results from the German multicenter approach MPS-HCT 2005. *Bone Marrow Transplant* 2009; **43**: 375-381.

13) Orchard PJ, *et al*: Pre-transplant risk factors affecting outcome in Hurler syndrome. *Bone Marrow Transplant* 2010; **45**: 1239-1246.

14) Mitchell R, *et al*: Outcomes of haematopoietic stem cell transplantation for inherited metabolic disorders: a report from the Australian and New Zealand Children's Haematology Oncology Group and the Australasian Bone Marrow Transplant Recipient Registry. *Pediatr Transplant* 2013; **17**: 582-588.

15) Boelens JJ, *et al*: Outcomes of transplantation using various hematopoietic cell sources in children with Hurler syndrome after myeloablative conditioning. *Blood* 2013; **121**: 3981-3987.

16) Aldenhoven M, *et al*: Hematopoietic cell transplantation for mucopolysaccharidosis patients is safe and effective: results after implementation of international guidelines. *Biol Blood Marrow Transplant* 2015; **21**: 1106-1109.

17) Kato S, *et al*: Hematopoietic stem cell transplantation for inborn errors of metabolism: A report from the Research Committee on Transplantation for Inborn Errors of Metabolism of the Japanese Ministry of Health, Labour and Welfare and the Working Group of the Japan Society for Hematopoietic Cell Transplantation. *Pediatr Transplant* 2016; **20**: 203-214.

18) Ghosh A, *et al*: Enzyme replacement therapy prior to haematopoietic stem cell transplantation in Mucopolysaccharidosis Type I: 10 year combined experience of 2 centres. *Mol Genet Metab* 2016; **117**: 373-377.

19) de Ru MH, *et al*: Enzyme replacement therapy and/or hematopoietic stem cell transplantation at diagnosis in patients with mucopolysaccharidosis type I: results of a European consensus procedure. *Orphanet J Rare Dis* 2011; **6**: 55.

CQ 7	造血幹細胞移植は身体所見（歩行，呼吸機能，骨・関節症状，心機能・弁膜症等）を改善するか？

推奨

●造血幹細胞移植によって歩行障害の発症を予防する可能性がある.

[エビデンスの強さ：D，推奨の強さ：2]

●造血幹細胞移植によって呼吸機能を改善する可能性がある.

[エビデンスの強さ：A，推奨の強さ：1]

●造血幹細胞移植による骨・関節症状の改善は軽微である.

[エビデンスの強さ：B，推奨の強さ：2]

●造血幹細胞移植によって心機能を改善する可能性がある.

[エビデンスの強さ：A，推奨の強さ：1]

[解　説]

1 歩　行

造血幹細胞移植施行前に歩行障害が認められたムコ多糖症（mucopolysaccha-ridosis: MPS）I型患者において，移植後に6分間歩行距離（6-minute walk test: 6MWT）や歩行速度などが改善したことを示す報告はない. しかしながら，国内においては移植前に歩行障害の認められなかったMPS I型患者が移植後に歩行障害が認められたという報告もない.

2 呼吸機能

造血幹細胞移植によりもたらされたドナー細胞由来の酵素によって患者のグルコサミノグリカン（glycosaminoglycan: GAG）が分解されるため，扁桃，アデノイドが縮小し，かつ気道分泌が減少するため呼吸症状が改善することが示されている[1,2].

3 骨・関節症状

造血幹細胞移植後に関節可動域は拡大するが，骨格異常の改善度は部位によって異なる. 環軸椎形成不全は改善が認められるが，内反膝や臼蓋形成不全，手根管症候群および脊椎後弯症はその悪化，もしくは発症を予防できない場合が多く，外科的治療が必要となることも少なくない[3-8]. その理由として，骨組織への血流が乏しく，ドナー細胞由来の酵素が十分に到達しないためと考えられている.

4 心機能・弁膜症

造血幹細胞移植によって心筋肥大は改善する[9]が，肥厚した弁の改善は軽微であり[10]，僧房弁および大動脈弁の閉鎖不全や狭窄がみられる症例もある[9]. なお，冠動脈の狭窄の進行が停止する症例もある[11].

［文　　献］

1）Whitley CB, *et al*: Bone marrow transplantation for Hurler syndrome: assessment of metabolic correction. *Birth Defects Orig Artic Ser* 1986; **22**: 7-24.

2）Malone BN, *et al*: Resolution of obstructive sleep apnea in Hurler syndrome after bone marrow transplantation. *Int J Pediatr Otorhinolaryngol* 1988; **15**: 23-31.

3）Hite SH, *et al*: Correction of odontoid dysplasia following bone-marrow transplantation and engraftment (in Hurler syndrome MPS 1H). *Pediatr Radiol* 2000; **30**: 464-470.

4）Haddad FS, *et al*: Carpal tunnel syndrome in the mucopolysaccharidoses and mucolipidoses. *J Bone Joint Surg Br* 1997; **79**: 576-582.

5）Tandon V, *et al*: Spinal problems in mucopolysaccharidosis I (Hurler syndrome). *J Bone Joint Surg Br* 1996; **78**: 938-944.

6）Souillet G, *et al*: Outcome of 27 patients with Hurler's syndrome transplanted from either related or unrelated haematopoietic stem cell sources. *Bone Marrow Transplant* 2003; **31**: 1105-1117.

7）Vellodi A, *et al*: Bone marrow transplantation for mucopolysaccharidosis type I: experience of two British centres. *Arch Dis Child* 1997; **76**: 92-99.

8）Field RE, *et al*: Bone-marrow transplantation in Hurler's syndrome. Effect on skeletal development. *J Bone Joint Surg Br* 1994; **76**: 975-981.

9）Braunlin EA, *et al*: Usefulness of bone marrow transplantation in the Hurler syndrome. *Am J Cardiol* 2003; **92**: 882-886.

10）Malm G, *et al*: Outcome in six children with mucopolysaccharidosis type IH, Hurler syndrome, after haematopoietic stem cell transplantation (HSCT). *Acta Paediatr* 2008; **97**: 1108-1112.

11）Braunlin EA, *et al*: Coronary artery patency following long-term successful engraftment 14 years after bone marrow transplantation in the Hurler syndrome. *Am J Cardiol* 2001; **88**: 1075-1077.

CQ 8　造血幹細胞移植は成長を改善するか？

推奨

　造血幹細胞移植は骨症状を改善し，正常範囲に至らないが身長の伸びを改善する可能性がある．

［エビデンスの強さ：A，推奨の強さ：1］

［解　　説］

　Souillet ら[1]は，造血幹細胞移植後に生着を得て長期観察が可能であった 16 例において，移植後数年は身長の伸びが保たれるもののその後は成長が鈍化し，観察期間中央値 4.7 年の評価で，10 例においては − 1 SD 以下，6 例においては − 2 SD 以下となったと報告している．Gardner ら[2]の報告では，7 例で最終身長の評価を行い，その中央値（範囲）は男性で 137.5 cm（132 〜 138.5 cm），女性で 143.1 cm（129 〜 145.8 cm）とすべての例で − 2 SD を下回っており，正常範囲までは到達しなかった．しかし，無治療の軽症型ムコ多糖症（mucopolysaccharidosis: MPS）Ⅰ型（MPS IS 型）患者の最終身長が約 110 cm とされていることから[3]，造血幹細胞移植により最終身長の改善が認められたと考える．最終身長の具体的な数値が示されている報告は少なく，他の報告では SD スコアで示されている．Polgreen ら[4]による 48 例の解析では，移植前の患者では 9 % に低身長を認めていたが，移植後の患者では 71 % に低身長を認めた．移植前処置に全身放射線照射（total body irradiation: TBI）を用いない場合，移植時年齢が若い場合，移植後の酵素活性が正常範囲の場合は低身長の頻度が低下した．Staba ら[5]の報告でも臍帯血移植後 1 年間は成長速度が正常範囲を維持しているが，長期にわたる観察結果は得られていない．また，移植時年齢，移植前処置，移植細胞ソースの種類，ドナーキメリズムの程度など，様々な要因によって最終身長は影響を受ける[2,4,6,7]が，いずれにしても無治療の場合に比べて身長の伸びは得られている．

［文　　献］

1）Souillet G, *et al*: Outcome of 27 patients with Hurler's syndrome transplanted from either related or unrelated haematopoietic stem cell sources. *Bone Marrow Transplant* 2003; **31**: 1105-1117.
2）Gardner CJ, *et al*: Growth, final height and endocrine sequelae in a UK population of patients with Hurler syndrome (MPS1H). *J Inherit Metab Dis* 2011; **34**: 489-497.
3）Neufeld E, *et al*: *The Metabolic and Molecular Bases of Inherited Disease*. 8th ed. McGraw-Hill, 2001: 3421-3452.
4）Polgreen LE, *et al*: Growth and endocrine function in patients with Hurler syndrome after hematopoietic stem cell transplantation. *Bone Marrow Transplant* 2008; **41**: 1005-1011.
5）Staba SL, *et al*: Cord-blood transplants from unrelated donors in patients with Hurler's syndrome. *N Engl J Med* 2004; **350**: 1960-1969.
6）Coletti HY, *et al*: Long-Term Functional Outcomes of Children with Hurler Syndrome Treated with Unrelated Umbilical Cord Blood Transplantation. JIMD Reports DOI 10.1007/8904_2014_395 / pubmed/25614311
7）Aldenhoven M, *et al*: Long-term outcome of Hurler syndrome patients after hematopoietic cell transplantation: an international multicenter study. *Blood* 2015; **125**: 2164-2172.

CQ 9　造血幹細胞移植は中枢神経症状を改善するか？

推奨

　生後 24 か月未満かつ IQ 70 以上の患者においては中枢神経症状の改善が期待できるが，進行期における移植ではその効果は限定的となる.

[エビデンスの強さ：A, 推奨の強さ：1]

[解　　説]

　10 例以上の重症型ムコ多糖症(mucopolysaccharidosis: MPS)I 型(MPS IH 型)患者における造血幹細胞移植後の中枢神経症状を評価した報告は 9 編存在する(表 1)[1-9].

　これら 9 編の報告で共通する点は以下の通りである.

・中枢神経症状の評価には MRI や発達指数(DQ)/ 知能指数(IQ)が指標として用いられていた.

・移植直後の 1 年以内には症状の軽度の進行が認められたが，その後は徐々に改善していた.

・改善の有無は移植時年齢と IQ に相関しており，移植時年齢 24 か月未満かつ IQ 70 以上の患者で良好な改善が認められた.

・多くの患者において，長期の学習，認知機能などについては種々の支援や補助を必要としていた.

　これら 9 編の報告のうち，50 例以上について詳細な評価を行った論文は 2 編あり，その内容を詳述する.

　Shapiro ら[7]は，米国内の移植後長期生存例における神経学的評価の調査結果を報告した. 60 例における移植前の IQ の平均値は正常群の標準偏差の − 2/3 であったが，全例で正常範囲内であった. 移植後 6 か月までに IQ の平均値は 59 ％ の患者が正常範囲以下となったが，その後は低下せずに同レベルのままの発達を続けていた. 22 例の非移植例(1985 〜 1995 年)では年齢とともに心理発達指標(MDI)/IQ が低下し続けた. また，移植後の IQ の回復に悪影響を及ぼす因子として，重症型の遺伝子変異型と，より高い移植時年齢が示された.

　Aldenhoven ら[8]は，移植後長期生存している 217 例の MPS IH 型患者について大規模な国際共同研究を行い，身体機能と認知機能について報告した. 移植前の IQ は，正常が 56.9 ％，軽度の低下が 26.6 ％ であった. 移植後最終観察における IQ は，正常が 26.9 ％，軽度の低下が 28.3 ％，中等度から重度の低下が 44.9 ％ であった. 移植後の認知機能低下と有意に相関していたのは，男児，移植時の DQ/IQ が低い例，全身放射線照射(total body irradiation: TBI)を含む前処置例，移植時の高年齢，移植後の経過年数などであった.

　30.6 ％ の患者において移植前に水頭症が認められ，16.5 ％ の患者で脳室腹腔シャントが行われていた. 移植後も 5.9 ％ の患者で水頭症の症状が残っていたが，

新規の発症や水頭症の進行を示した例はなかった．多変量解析により，移植後の脳萎縮と相関していたのは移植時年齢であった．

表1 MPS I 型（MPS IH 型）患者における造血幹細胞移植後の中枢神経症状の評価

文献	N	評価方法	結果
1	11	CT，DQ/IQ	脳萎縮停止，IQ ＞ 80 は良好
2	11	MDI	MDI ＞ 70 は良好
3	26	MDI	移植時年齢 24 か月未満は良好
4	15	DQ/IQ，MRI	脳萎縮停止，移植直後悪化，以後改善
5	15	DQ	臍帯血移植後は DQ の回復が良好
6	41	社会的適応	認知能力と比例して社会的適応能力は発達
7	60	IQ	遺伝子型と移植時年齢が移植後の IQ と相関
8	217	DQ/IQ	女児，移植時高 DQ，若年，非 TBI が IQ 良好
9	47	DQ/IQ	重症型の遺伝子型で移植後の IQ 低い

DQ：発達指数，IQ：知能指数，MDI：心理発達指標，TBI：全身放射線照射．

［文　　献］

1）Whitley CB, *et al*: Long-term outcome of Hurler syndrome following bone marrow transplantation. *Am J Med Genet* 1993; **46**: 209-218.
2）Peters C, *et al*: Outcome of unrelated donor bone marrow transplantation in 40 children with Hurler syndrome. *Blood* 1996; **87**: 4894-4902.
3）Peters C, *et al*: Hurler syndrome: II. Outcome of HLA-genotypically identical sibling and HLA-haploidentical related donor bone marrow transplantation in fifty-four children. The Storage Disease Collaborative Study Group. *Blood* 1998; **91**: 2601-2608.
4）Souillet G, *et al*: Outcome of 27 patients with Hurler's syndrome transplanted from either related or unrelated haematopoietic stem cell sources. *Bone Marrow Transplant* 2003; **31**: 1105-1117.
5）Staba SL, *et al*: Cord-blood transplants from unrelated donors in patients with Hurler's syndrome. *N Engl J Med* 2004; **350**: 1960-1969.
6）Bjoraker KJ, *et al*: Long-term outcomes of adaptive functions for children with mucopolysaccharidosis I (Hurler syndrome) treated with hematopoietic stem cell transplantation. *J Dev Behav Pediatr* 2006; **27**: 290-296.
7）Shapiro EG, *et al*: Neurocognition across the spectrum of mucopolysaccharidosis type I: Age, severity, and treatment. *Mol Genet Metab* 2015; **116**: 61-68.
8）Aldenhoven M, *et al*: Long-term outcome of Hurler syndrome patients after hematopoietic cell transplantation: an international multicenter study. *Blood* 2015; **125**: 2164-2172.
9）Kunin-Batson AS, *et al*: Long-term cognitive and functional outcomes in children with mucopolysaccharidosis (MPS)-IH (Hurler Syndrome) treated with hematopoietic cell transplantation. *JIMD Rep* 2016; **29**: 95 102.

第2章　システマティックレビュー(SR)ダイジェスト

資料　CQ1　SRレポート・文献検索

[SRレポート]

　年齢あるいは重症度による治療選択の比較について，ランダム化比較試験など質の高い研究はなされていない．移植例の集積での評価として，より若年での移植実施のほうが知的予後などに効果が高い可能性が示唆されている．また酵素補充療法では，同胞間での年齢の異なる治療開始例について比較した報告(Al-Sannaaら)があり，より若年での治療開始による治療成績の向上が期待されている．大規模な患者レジストリの解析研究(D'Acoら)では，比較的軽症のMPS IS型では酵素補充療法が選択されることが多く，重症であるMPS IH型では移植が選択されることが多く，移植に酵素補充療法を併用する例が増加しており，より若年での移植が選択されるようになりつつあることが治療のトレンドとして確認されている．

[文献検索]

No.	検索式	検索件数
#1	(mucopolysaccharidosis type I[Title/Abstract] or mucopolysaccharidosis I[Title/Abstract] or mucopolysaccharidosis type 1[Title/Abstract] or mucopolysaccharidosis 1[Title/Abstract] or mps i[Title/Abstract] or mpsi[Title/Abstract] or hurler[Title/Abstract] or hurler*[Title/Abstract] or scheie[Title/Abstract] or scheie*[Title/Abstract]) and (english[Language] or japanese[Language])	1,950
#2	enzyme replace or enzyme replacement or laronidase or aldurazyme	36,733
#3	transplantation or transplantat*	716,409
#4	#1 and #2	354
#5	#1 and #3	375
#6	#4 or #5	684
#7	#6 not review	466
#8	委員による追加	6
#9	#7 or #8	472
一次スクリーニング	-	-
#10	TI/AB による除外対象	213
#11	#9 not #10	259
二次スクリーニング	-	-
#12	#11 and CQ.1 酵素補充療法と造血細胞移植の治療法の選択基準は？	25

[定性 SR]

CQ 2	酵素補充療法は生命予後を改善するか？
P	ムコ多糖症 I 型（MPS I 型）
I	酵素補充療法に先行し，造血幹細胞移植を施行
C	
臨床的文脈	診療プロセスの治療（造血幹細胞移植）による予後予測に分類される.

O1	生存期間の改善もしくは維持
非直接性のまとめ	すべてコホート研究や症例報告であり，症例数が比較的小規模のものが多い. 対照群はなく，酵素補充療法の先行後に幹細胞移植を施行している．本研究では生存率もしくは，幹細胞移植後の生着下での生存率を評価している.
バイアスリスクのまとめ	観察研究で，対照群の設定がなく，交絡因子の検討は不十分である.
非一貫性その他のまとめ	本症における酵素補充療法は中枢神経系への治療効果の観点から単独投与では不十分との背景がある．そのため，造血幹細胞移植に先行して行われた症例の検討が多く，酵素補充療法単独での生命予後に関する統一された検討はなされていない.
コメント	

[SR レポート]

　　本 CQ に関係するランダム化比較試験は 0 報，観察研究は 4 報であった．本症に対する酵素補充療法の第 III 相試験では，尿中 GAG の低下，肝容積の減少，歩行距離の延長などが報告されているが，中枢神経系への効果は乏しいことが知られている．Eisengart らは，MPS I 型患者 80 例の検討において，造血幹細胞移植群（酵素補充療法を先行した症例含む）では 10 年生存率が 83 ％ であった一方，酵素補充療法単独群，未治療群ではそれぞれ 45 ％，10 ％ であったと報告している．平均死亡年齢は，未治療群で 6.4 歳，酵素補充療法単独群では 9.0 歳であった．3 歳未満に酵素補充療法を開始した群でも平均死亡年齢は 8.9 歳であった．Ghosh らは，酵素補充療法を先行し造血幹細胞移植を行なった 81 例を検討し，10 年の経過観察で 88 ％ が生存し，生着率も 88 ％ と生命予後に有用な効果を与えることを報告している．報告数が少なく，観察研究が主体であり，エビデンスレベルは低かった.

[文献検索]

No.	検索式	検索件数
#1	(mucopolysaccharidosis type I[Title/Abstract] or mucopolysaccharidosis I[Title/Abstract] or mucopolysaccharidosis type 1[Title/Abstract] or mucopolysaccharidosis 1[Title/Abstract] or mps i[Title/Abstract] or mpsi[Title/Abstract] or hurler[Title/Abstract] or hurler*[Title/Abstract] or scheie[Title/Abstract] or scheie*[Title/Abstract]) and (english[Language] or japanese[Language])	1,950

#2	enzyme replace or enzyme replacement or laronidase or aldurazyme	36,733
#3	transplantation or transplantat*	716,409
#4	#1 and #2	354
#5	#1 and #3	375
#6	#4 or #5	684
#7	#6 not review	466
#8	委員による追加	6
#9	#7 or #8	472
一次スクリーニング	-	-
#10	TI/AB による除外対象	213
#11	#9 not #10	259
二次スクリーニング	-	-
#12	#11 and CQ.2/6 生命予後を改善するか？	33

資料　CQ 3　定性 SR・SR レポート・文献検索

［定性 SR］

CQ 3	酵素補充療法は身体症状（歩行，呼吸機能，骨・関節症状，心機能・弁膜症等）を改善するか？
P	ムコ多糖症 I 型（MPS I 型）
I	酵素補充療法
C	無治療，プラセボ投与群
臨床的文脈	
O2	呼吸機能の改善もしくは維持
非直接性のまとめ	ランダム化比較試験は 1 件で，ランダム化・二重盲検化・プラセボ群との比較がなされている．観察研究は 4 件あるが，対照群の設定がない．評価方法はある程度統一されている．
バイアスリスクのまとめ	観察研究では対照群の設定のない評価である．
非一貫性その他のまとめ	1 件のランダム化比較試験では，酵素補充療法開始後の %FVC はプラセボ群に比して改善し，2 件の観察研究では酵素補充療法開始後の %FVC はベースラインと有意差なく，治療評価はほぼ一定である．睡眠時無呼吸については 2 件の観察研究に留まるが，酵素補充療法開始後に睡眠時無呼吸は不変もしくは改善を認め，治療評価は一定である．
コメント	アウトカムの呼吸機能は，治療前後での %FVC の変化もしくは睡眠時無呼吸の変化として評価した．
O4	心機能・弁膜症の改善もしくは維持
非直接性のまとめ	観察研究は 5 件で，すべて対照群の設定がない．
バイアスリスクのまとめ	すべての観察研究で対照群の設定がない．具体的な測定値や評価患者数の記載がない．酵素補充療法開始時点のベースラインの測定がなされていないなど，バイアスが存在する．

非一貫性その他の まとめ	数値化されていなかったり酵素補充療法開始時点の測定がなされていないなど，報告毎に評価にばらつきがあり，正確な判断は困難である．
コメント	

[SRレポート]

1　O2- 呼吸機能の改善もしくは維持：益

酵素補充療法による呼吸機能の改善に関するランダム化比較試験は1件，観察研究は4件であった．このうち%FVCに関する検討がランダム化比較試験1件，観察研究3件でなされている．Wraithらは，5歳以上かつベースラインの%FVCが80%以下である治療歴のないMPS I型患者45人を対象にプラセボを用いたランダム化比較試験を行い，酵素補充療法群において26週後に%FVCが有意に高かったことを報告している（群間差中央値3.0，$p = 0.009$，95%信頼区間0.9-8.6）．Larawayらは，MPS I型患者35人を対象に酵素補充療法を10年間行い，%FVCを計測できた23人についての検討では観察期間中に%FVCはベースラインと比べて有意差を認めなかった．Wyattらの報告でも酵素補充療法開始前後で%FVCに有意差は認めなかったと報告されている．これらの観察研究からは，酵素補充療法により呼吸機能が維持された可能性が示唆される．

睡眠時無呼吸については2件の観察研究で検討されている．Clatkeらの報告では，介入開始時評価で16人の患者が睡眠時無呼吸を有しており，酵素補充療法開始3.5年後で睡眠時無呼吸は10人で改善，4人で不変，2人で悪化していた．Wraithらは，介入開始時評価で睡眠時無呼吸を有した9人の患者群で，酵素補充療法投与後に無呼吸低呼吸指数（apnea hypopnea index: AHI）の平均値が改善したと報告している．

以上から，酵素補充療法によりMPS I型患者の呼吸機能が改善もしくは維持される可能性はあるが，ランダム化比較試験の件数が少なく，対照群の設定がない観察研究が主であり，種々のバイアスの存在は否定できない点から，エビデンスの強さは弱いと判定した．

2　O4- 心機能・弁膜症の改善もしくは維持：益

酵素補充療法による心機能・弁膜症の改善に関するランダム化比較試験はなく，観察研究が5件でいずれも対照群の設定がなかった．

Al-Sannaaraらの報告では具体的な数値化はなされていないが，兄弟例についての検討から，心合併症発症前から酵素補充療法を開始した場合に，心臓超音波検査所見の異常が発生・進行しにくい傾向を認めたと報告している．

Wraithらは，20人のMPS I型患者を対象に酵素補充療法を行った観察研究で，ベースラインの評価で52%の患者に心臓超音波検査で左室肥大を認めたが，治療52週後に左室肥大を有する患者は16.7%に減少したと報告している．

Clarkeらは，対象患者の大半がベースラインで何らかの心弁膜症を有していたが，観察期間中に大動脈弁疾患は変化なく，僧帽弁疾患は減少したと報告している．その一方で，Laraswayらは，観察期間中に僧帽弁疾患は32%が悪化し，大

動脈弁疾患は 29 ％ が悪化したと報告し，Wyatt らは，観察期間中に 24 人中 19 人で心弁膜症を発症したと報告している．

　以上から，酵素補充療法が心機能・弁膜症を改善・維持する可能性はあるが，報告毎のばらつきがあり，エビデンスの強さは弱いと判断した．

[文献検索]

No.	検索式	検索件数
#1	(mucopolysaccharidosis type I[Title/Abstract] or mucopolysaccharidosis I[Title/Abstract] or mucopolysaccharidosis type 1[Title/Abstract] or mucopolysaccharidosis 1[Title/Abstract] or mps i[Title/Abstract] or mpsi[Title/Abstract] or hurler[Title/Abstract] or hurler*[Title/Abstract] or scheie[Title/Abstract] or scheie*[Title/Abstract]) and (english[Language] or japanese[Language])	1,950
#2	enzyme replace or enzyme replacement or laronidase or aldurazyme	36,733
#3	transplantation or transplantat*	716,409
#4	#1 and #2	354
#5	#1 and #3	375
#6	#4 or #5	684
#7	#6 not review	466
#8	委員による追加	6
#9	#7 or #8	472
一次スクリーニング	-	-
#10	TI/AB による除外対象	213
#11	#9 not #10	259
二次スクリーニング	-	-
#14	#11 and CQ.3/7-1 歩行を改善するか？	28
#15	#11 and CQ.3/7-2 呼吸機能を改善するか？	36
#16	#11 and CQ.3/7-3 骨・関節症状を改善するか？	73
#17	#11 and CQ.3/7-4 心機能・弁膜症を改善するか？	47

資料　CQ 4　定性 SR・SR レポート・文献検索

[定性 SR]

CQ 4	酵素補充療法は成長を改善するか？
P	ムコ多糖症 I 型（MPS I 型）
I	酵素補充療法
C	無治療，プラセボ投与群
臨床的文脈	
O1	身長の伸びの改善もしくは維持
非直接性のまとめ	ランダム化比較試験はなく，対照群の設定のない 5 件の観察研究のみである．

バイアスリスクのまとめ	すべての観察研究で対照群の設定がない.
非一貫性その他のまとめ	ランダム化比較試験はなく，5 件の観察研究に留まるが，酵素補充療法により成長率が維持されるという結果はほぼ一致している.
コメント	

[SR レポート]

1 O1- 身長の伸びの改善もしくは維持：益

酵素補充療法による身長の伸びの改善もしくは維持に関する文献にランダム化比較試験はなく，観察研究は 5 件あったが，いずれも対照群の設定がなかった. Laraway らは，酵素補充療法開始後 7 年間にわたり身長 Z スコアに有意な変化はなく，成長率は維持されていたと報告している. また Ai-Sannaa らは，兄弟例についての検討から，早期に酵素補充療法を開始した場合に低身長の改善ないし成長率の維持が認められたと報告している.

以上から，酵素補充療法により身長の伸びの改善もしくは維持の効果を推定できる可能性はあるが，観察研究であり，エビデンスの強さは弱いと判定した.

[文献検索]

No.	検索式	検索件数
#1	(mucopolysaccharidosis type I[Title/Abstract] or mucopolysaccharidosis I[Title/Abstract] or mucopolysaccharidosis type 1[Title/Abstract] or mucopolysaccharidosis 1[Title/Abstract] or mps i[Title/Abstract] or mpsi[Title/Abstract] or hurler[Title/Abstract] or hurler*[Title/Abstract] or scheie[Title/Abstract] or scheie*[Title/Abstract]) and (english[Language] or japanese[Language])	1,950
#2	enzyme replace or enzyme replacement or laronidase or aldurazyme	36,733
#3	transplantation or transplantat*	716,409
#4	#1 and #2	354
#5	#1 and #3	375
#6	#4 or #5	684
#7	#6 not review	466
#8	委員による追加	6
#9	#7 or #8	472
一次スクリーニング	-	-
#10	TI/AB による除外対象	213
#11	#9 not #10	259
二次スクリーニング	-	-
#18	#11 and CQ.4/8 成長を改善するか？	28

資料　CQ 5　定性 SR・SR レポート・文献検索

[定性 SR]

CQ 5	酵素補充療法は中枢神経症状を改善するか？
P	ムコ多糖症 I 型（MPS I 型）
I	酵素補充療法
C	無治療，プラセボ投与群
臨床的文脈	

O1	発達検査値の改善もしくは維持
非直接性のまとめ	対照が無治療群ではないものが多い．MPS IS 型に対する酵素補充療法施行群と MPS IH 型に対する造血幹細胞移植施行群を比較した論文も含まれる．
バイアスリスクのまとめ	非盲検試験であり，多施設研究である．また，MPS IH 型と MPS IS 型が混在している．
非一貫性その他のまとめ	発達検査に違いがある．1 つはアンケート調査であり，不正確な可能性がある．評価の不正は見受けられない．
コメント	2.5 歳未満の MPS IH 型および MPS IH/S 型では正常に近く発達したが，長期の検討は行われていない．MPS IH 型で 2.5 歳以上かつ，すでにプラトーになり始めている症例はプラトーのまま．一方，MPS IH/S 型の酵素補充療法施行群の長期の発達検査では，正常の 1 標準偏差ほど低い．未治療群と比較したアンケート調査では診断後 2.5 年での発達遅滞の頻度に有意差なし．

O2	頭部 MRI 所見の改善もしくは維持
非直接性のまとめ	対象が MPS IS 型に対する酵素補充療法施行群で，対照が MPS IH 型に対する造血幹細胞移植施行群である．拡散強調画像で脳梁のみを評価している．
バイアスリスクのまとめ	非盲検試験であり，多施設研究である．
非一貫性その他のまとめ	サンプルサイズは少ない．評価方法は確立され，不正確性は見受けられない．
コメント	MPS IS 型に対する酵素補充療法施行群では，造血幹細胞移植施行群に比較して脳梁の白質量は有意に多いが，正常であるか否かは不明であった．

O3	水頭症・脳萎縮の改善もしくは維持
非直接性のまとめ	対象が無治療群でない論文も含まれる．MPS IH 型のみや MPS IS 型のみを対象としている．
バイアスリスクのまとめ	非盲検試験であり，多施設研究である．
非一貫性その他のまとめ	サンプルサイズは 20 を超えている．評価方法や脳室腹腔シャントなどの介入の基準は差が見受けられる可能性あり．
コメント	酵素補充療法開始後に水頭症を発症し脳室腹腔シャントに至る例が散見され，酵素補充療法では水頭症・脳萎縮の改善は期待できない．

[SR レポート]

　酵素補充療法に対して前向きかつランダム化されている報告はなかったが，前向き非盲検試験は 1 件あった．本 CQ に対してのエビデンスレベルは高いものではない．

Wraith らは，2.5 歳未満の MPS IH 型と MPS IS 型の症例では酵素補充療法開始後に発達曲線の維持を 1 年間は認めたと報告している．同時に MPS IH 型で 2.5 歳以上かつ治療開始時に発達がプラトーになり始めている症例ではプラトーのままであり，あまり効果的でなかったと報告している．フォローアップ期間の短さが問題点である．

　Shapiro らは，MPS IS 型患者 7 例に対する酵素補充療法の長期効果（3 か月〜6 年）を評価している．その結果，IQ は正常より 1 標準偏差ほど低く，MPS IH 型の造血幹細胞移植施行群と比べて有意差を認めなかった．角膜混濁などで試験自体がうまくできなかった例があった．4 例が水頭症に対する脳室腹腔シャントを受けた．頭部拡散強調画像における脳梁の白質量は造血幹細胞移植施行群と比較して保たれていたが，正常であるか否かは不明であった．

　Dornelles らは，MPS I 型患者 34 例を対象にアンケート調査を実施し，診断から 2.5 年後に回収できた 24 例のアンケート調査において，酵素補充療法の施行の有無による差を検討した．その結果，酵素補充療法施行群 15 例と非施行群 9 例では発達に明らかな差は認められなかった．

　Eisengart らは，無治療群，酵素補充療法単独治療群，造血幹細胞移植単独治療群を比較している．発達検査に関する記載はなかったが，水頭症および頸髄圧迫所見に関しては酵素補充療法施行群で造血幹細胞移植施行群より有意に多かったことを報告している．

　以上の結果から，発達に関しては，2.5 歳未満に酵素補充療法を開始することで発達が維持される可能性もあるが，長期予後は明らかでない．また，開始時期が遅ければ効果はないと予想される．水頭症に関しては，酵素補充療法開始後も発症リスクが高く，頭部 MRI における効果は不明である．

　さらに，酵素補充療法単独治療ではないが，造血幹細胞移植と組み合わせることで造血幹細胞移植単独治療の場合より IQ の減少率が低かったとの報告がある．

[文献検索]

No.	検索式	検索件数
#1	(mucopolysaccharidosis type I[Title/Abstract] or mucopolysaccharidosis I[Title/Abstract] or mucopolysaccharidosis type 1[Title/Abstract] or mucopolysaccharidosis 1[Title/Abstract] or mps i[Title/Abstract] or mpsi[Title/Abstract] or hurler[Title/Abstract] or hurler*[Title/Abstract] or scheie[Title/Abstract] or scheie*[Title/Abstract]) and (english[Language] or japanese[Language])	1,950
#2	enzyme replace or enzyme replacement or laronidase or aldurazyme	36,733
#3	transplantation or transplantat*	716,409
#4	#1 and #2	354
#5	#1 and #3	375
#6	#4 or #5	684

#7	#6 not review	466
#8	委員による追加	6
#9	#7 or #8	472
一次スクリーニング	-	-
#10	タイトルおよびアブストラクトによる除外対象	213
#11	#9 not #10	259
二次スクリーニング	-	-
#12	#11 and CQ.5/9 中枢神経症状を改善するか？	60

資料　CQ6　定性SR・SRレポート・文献検索

[定性SR]

CQ 6	造血幹細胞移植は生命予後を改善するか？
P	ムコ多糖症I型（MPS I型）
I	造血幹細胞移植単独，もしくは酵素補充療法を先行して施行
C	
臨床的文脈	診療プロセスの治療（造血幹細胞移植）による予後予測に分類される．
O1	生存期間の改善もしくは維持
非直接性のまとめ	すべてコホート研究や症例報告であり，症例数が比較的小規模であり，対照群はない．本研究では生存率もしくは，幹細胞移植後の生着下での生存率を評価している．
バイアスリスクのまとめ	観察研究で，対照群の設定がなく交絡因子の検討は不十分である．
非一貫性その他のまとめ	造血幹細胞移植の成立には，前処置，組織適合性，GVHD予防が生命予後や生着に関与しているが，統一されたものではないため，さらなる検討が必要である．
コメント	

[SRレポート]

　本症は稀少疾患であり治療開始時期が知的予後を含めた予後に影響するため，ランダム化比較試験の報告はなく，すべてコホート研究や症例報告であり，かつ症例数が比較的小規模の傾向にあった．本症における造血幹細胞移植の適応，治療効果は，1990年代にミネソタ大学のKrivitらを中心に報告された．造血幹細胞移植では，前処置，組織適合性，GVHD予防がその後の生命予後や生着に関与している．Peterらの報告では，血縁者間で造血幹細胞移植された54例ではHLA適合が移植後の生存率に関与した．HLA適合非血縁者移植では，移植細胞数が3.5×10^8以上で生存率が上昇していた．造血幹細胞の種類は骨髄，臍帯血，末梢血などが試みられており，免疫抑制薬（ブスルファン，エンドキサン）＋抗胸腺細胞グロブリン（antithymocyte globulin: ATG）などの組み合わせが用いられている．2000年以降は酵素補充療法を先行し，その後，造血幹細胞移植を行うコホー

トが報告されている．Ghosh らは，酵素補充療法先行後の末梢血幹細胞移植患者81 例のコホート研究において，生存率 88 ％と従来の幹細胞移植単独より生命予後が改善したことを報告している．エビデンスレベルは低いが，酵素補充療法先行後の幹細胞移植は生命予後を改善しうると考えられる．

[文献検索]

No.	検索式	検索件数
#1	(mucopolysaccharidosis type I[Title/Abstract] or mucopolysaccharidosis I[Title/Abstract] or mucopolysaccharidosis type 1[Title/Abstract] or mucopolysaccharidosis 1[Title/Abstract] or mps i[Title/Abstract] or mpsi[Title/Abstract] or hurler[Title/Abstract] or hurler*[Title/Abstract] or scheie[Title/Abstract] or scheie*[Title/Abstract]) and (english[Language] or japanese[Language])	1,950
#2	enzyme replace or enzyme replacement or laronidase or aldurazyme	36,733
#3	transplantation or transplantat*	716,409
#4	#1 and #2	354
#5	#1 and #3	375
#6	#4 or #5	684
#7	#6 not review	466
#8	委員による追加	6
#9	#7 or #8	472
一次スクリーニング	-	-
#10	TI/AB による除外対象	213
#11	#9 not #10	259
二次スクリーニング	-	-
#12	#11 and CQ.2/6 生命予後を改善するか？	33

資料　CQ 7, 8　SR レポート・文献検索

[SR レポート]

　造血幹細胞移植症例での治療効果として，歩行について言及した論文はほとんどない．骨病変，身長，あるいは関節可動域について，十分な自然歴調査あるいは十分な対照をおいた研究は実施されていないが，改善の可能性が示唆されている．6 分間歩行の評価を基準に造血幹細胞移植の予後を検討した論文はなく，治療効果は不明であった．骨病変について明らかな改善を示唆した論文はないが，身長について改善を示唆する論文がある（Gardner ら，Al-Sannaa ら）．一方，治療開始年齢や移植前処置による成長への影響が示唆されている．より若年での移植のほうが身長にも効果が高いとする報告があるが，いずれも最終身長は正常− 2 SD 未満と考えられ，十分な改善を認めたとは言い難いとしている．移植前処置，特に TBI が悪影響を及ぼす可能性を示す複数の報告がある．なお，移植後の欠損歯をはじめとする歯科的所見への負の影響を指摘した論文（McGovern ら）があ

るが，自然歴あるいは移植前処置に関する検討が不十分であり，造血幹細胞移植による影響であるかは不明である．

　関節可動域については若干の改善を指摘した報告があるものの，長期的には悪化が指摘されている．

［文献検索］

No.	検索式	検索件数
#1	(mucopolysaccharidosis type I[Title/Abstract] or mucopolysaccharidosis I[Title/Abstract] or mucopolysaccharidosis type 1[Title/Abstract] or mucopolysaccharidosis 1[Title/Abstract] or mps i[Title/Abstract] or mpsi[Title/Abstract] or hurler[Title/Abstract] or hurler*[Title/Abstract] or scheie[Title/Abstract] or scheie*[Title/Abstract]) and (english[Language] or japanese[Language])	1,950
#2	enzyme replace or enzyme replacement or laronidase or aldurazyme	36,733
#3	transplantation or transplantat*	716,409
#4	#1 and #2	354
#5	#1 and #3	375
#6	#4 or #5	684
#7	#6 not review	466
#8	委員による追加	6
#9	#7 or #8	472
一次スクリーニング	-	-
#10	TI/AB による除外対象	213
#11	#9 not #10	259
二次スクリーニング	-	-
#14	#11 and CQ.3/7-1 歩行を改善するか？	28
#15	#11 and CQ.3/7-2 呼吸機能を改善するか？	36
#16	#11 and CQ.3/7-3 骨・関節症状を改善するか？	73
#17	#11 and CQ.3/7-4 心機能・弁膜症を改善するか？	47

No.	検索式	検索件数
#1	(mucopolysaccharidosis type I[Title/Abstract] or mucopolysaccharidosis I[Title/Abstract] or mucopolysaccharidosis type 1[Title/Abstract] or mucopolysaccharidosis 1[Title/Abstract] or mps i[Title/Abstract] or mpsi[Title/Abstract] or hurler[Title/Abstract] or hurler*[Title/Abstract] or scheie[Title/Abstract] or scheie*[Title/Abstract]) and (english[Language] or japanese[Language])	1,950
#2	enzyme replace or enzyme replacement or laronidase or aldurazyme	36,733
#3	transplantation or transplantat*	716,409
#4	#1 and #2	354
#5	#1 and #3	375
#6	#4 or #5	684
#7	#6 not review	466

#8	委員による追加	6
#9	#7 or #8	472
一次スクリーニング	-	-
#10	TI/AB による除外対象	213
#11	#9 not #10	259
二次スクリーニング	-	-
#18	#11 and CQ.4/8 成長を改善するか？	28

資料　CQ 9　定性 SR・SR レポート・文献検索

［定性 SR］

CQ 9	造血幹細胞移植は中枢神経症状を改善するか？
P	ムコ多糖症 I 型（MPS I 型）
I	造血幹細胞移植
C	無治療，プラセボ投与群
臨床的文脈	
O1	発達検査値の改善もしくは維持
非直接性のまとめ	無治療群との比較ではない．
バイアスリスクのまとめ	多施設研究や移植年代が長期にわたるものが多い．ドナーや移植前処置の違いを検討していない．死亡例が多い．
非一貫性その他のまとめ	発達検査に不正確性はみられない．
コメント	MPS IH 型では早期介入，移植前 IQ が高い，正常活性ドナーからの移植，急性 GVHD が少ないなどで知的発達が有意に改善する．
O2	頭部 MRI 所見の改善もしくは維持
非直接性のまとめ	無治療群との比較ではない．移植前 IQ 70 以上を対象とした論文や MPS IH 型（造血幹細胞移植施行群）と MPS IS 型（酵素補充療法施行群）の比較の論文も含まれる．
バイアスリスクのまとめ	非盲検試験．ドナーが様々である．
非一貫性その他のまとめ	不正確性はみられない．
コメント	移植後の MRI は正常か変化なし．
O3	水頭症・脳萎縮の改善もしくは維持
非直接性のまとめ	無治療群との比較ではない．
バイアスリスクのまとめ	多施設研究や移植年代が長期にわたるものが多い．ドナーや移植前処置の違いを検討していない．
非一貫性その他のまとめ	不正確性はみられない．
コメント	移植後の水頭症の悪化はほとんどみられない．

[SR レポート]

　本 CQ について前向きかつランダム化されている報告はなく，症例集積が中心であったため，本 CQ に対してのエビデンスレベルは高いものではない．

　発達検査値に関しては多くの論文で検討されている．一方，頭部 MRI や水頭症，脳萎縮に関しても数少ない論文でのみはあるが評価されている．

　Aldenhoven らは，MPS IH 型で造血幹細胞移植を受けた 217 例の大規模な後方視的研究を行っている．その結果，男性，移植前 DQ/IQ 85 未満，移植時年齢 16 か月以上，TBI あり，評価時年齢が高いのいずれの場合においても有意に DQ/IQ が低下したと報告している．水頭症に関しては，移植前に 30.6 ％でみられており，移植後も 5.9 ％に残存したが，新たな発症や進行はなかった．脳萎縮は 34 ％にみられ，移植時年齢 16 か月以上で造血幹細胞移植を施行した場合に有意に高かったと報告している．

　Peters らも，MPS IH 型で骨髄移植を受けた 54 例について検討している．30 例が生存し，そのうち神経学的データの得られた 26 例の検討を行った．移植時年齢 24 か月未満の 14 例中 9 例が正常発達であったのに対し，移植時年齢 24 か月以上の 12 例では 3 例のみが比較的正常な発達を示した．さらに，移植前の IQ が高い，急性 GVHD が少ないほうが，移植後の IQ の伸びが有意によいことを示した．

　Michele らも同様に，MPS IH 型で臍帯血移植を受けた 31 例についてレビューしている．移植時年齢が低いほど移植後の認知発達は有意に増加し，特に移植時年齢 9 か月未満では全例が正常に発達したが，移植前の認知発達とは有意な相関はなかったと報告している．

　Souillet らは，移植前 IQ 70 以上の 27 例に造血幹細胞移植を施行し，15 例の長期評価を行っている．その結果，重度の発達遅滞に陥った者はおらず，頭部 MRI も正常もしくは変化なしがほとんどで，水頭症や脳萎縮が進行した者はいなかった．

　Eisengart らは，酵素補充療法施行群 18 例と造血幹細胞移植施行群 54 例の長期予後を比較検討し，水頭症の累積発症率は酵素補充療法の 27 ％に対し，造血幹細胞移植では 0 ％，頸髄圧迫発生率は酵素補充療法の 51 ％に対し，造血幹細胞移植では 16 ％と，いずれも造血幹細胞移植施行群で有意に低かった．

　以上のように，発達検査値に関しては，多くの報告で移植時年齢が低いほど効果的であることを示している．水頭症や脳萎縮に対しても，酵素補充療法より効果があると報告されている．MRI 所見に関しては，正常もしくは変化なしと報告されているが，論文数が少なく効果は不明である．

［文献検索］

No.	検索式	検索件数
#1	(mucopolysaccharidosis type I[Title/Abstract] or mucopolysaccharidosis I[Title/Abstract] or mucopolysaccharidosis type 1[Title/Abstract] or mucopolysaccharidosis 1[Title/Abstract] or mps i[Title/Abstract] or mpsi[Title/Abstract] or hurler[Title/Abstract] or hurler*[Title/Abstract] or scheie[Title/Abstract] or scheie*[Title/Abstract]) and (english[Language] or japanese[Language])	1,950
#2	enzyme replace or enzyme replacement or laronidase or aldurazyme	36,733
#3	transplantation or transplantat*	716,409
#4	#1 and #2	354
#5	#1 and #3	375
#6	#4 or #5	684
#7	#6 not review	466
#8	委員による追加	6
#9	#7 or #8	472
一次スクリーニング	-	-
#10	タイトルおよびアブストラクトによる除外対象	213
#11	#9 not #10	259
二次スクリーニング	-	-
#12	#11 and CQ.5/9 中枢神経症状を改善するか？	60

索　引

ムコ多糖症(MPS)I型診療ガイドライン 2020

ISBN978-4-7878-2486-8

2021 年 1 月 22 日 初版第 1 刷発行

編　　　集	日本先天代謝異常学会
発 行 者	藤実彰一
発 行 所	株式会社　診断と治療社

〒100-0014　東京都千代田区永田町 2-14-2　山王グランドビル 4 階
TEL:03-3580-2750(編集)　03-3580-2770(営業)
FAX:03-3580-2776
E-mail:hen@shindan.co.jp(編集)
　　　　eigyobu@shindan.co.jp(営業)
URL:http://www.shindan.co.jp/

印刷・製本　広研印刷 株式会社